U0031740

葉勝雄醫師的

從哺育照護到小兒疾病，人氣小兒科醫師的育兒解答

育兒發燒經

禾馨民權婦幼診所　副院長

葉勝雄 著

Contents

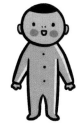

Part 5　常見皮膚問題

Part 6　副食品的觀念

Part 7　育兒發燒經

Part 8　容易高燒的疾病

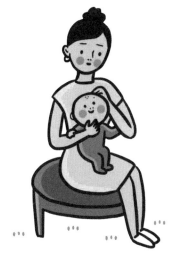

Part 9 門診常見疾病

Part 10 破解嬰幼兒便秘

作者序

　　兒科的門診醫學，對醫生來說也是一種不斷的學習。學習的是如何整合過去的臨床經驗，用最快最直接的方式讓照顧者能夠得到所需要的資訊。

這本書希望能達到的目的是：

1.從臨床經驗出發，盡量白話，輔以教科書上最新的資訊。數據可能和西方教科書上的不太一樣，但臨床的經驗可能更貼近國人的體質。

2.協助醫病溝通，但不是要代替醫病溝通。希望能分享臨床上能活用的心得感想，而不是要寫出一成不變的金科玉律。

3.希望讓爸爸媽媽讀起來像看一本故事書，可以回憶寶寶出生後的種種，也可以預先知道將來可能會遇到什麼狀況，先做個心理準備。

4.發生機率很低的情況就不寫了，免得家長鑽牛角尖。有些疾病不常見但仍需要注意，例如：川崎氏症和感染性單核球增多症，會花一些篇幅來讓大家認識。

　　特別推薦大家閱讀寶寶睡眠安全、副食品的觀念、破解嬰幼兒便秘這三個章節，可以看到比一般衛教文章更深入的探討。其他章節也希望家長在輕鬆閱讀之餘，能不斷有「原來如此！」的感覺。

禾馨民權婦幼診所 副院長 葉勝雄

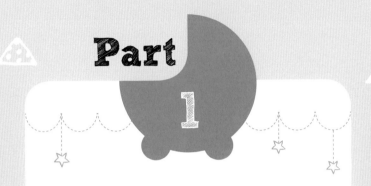

Part 1

從出生到出院

無論是第一次當爸媽，

或是迎接二三寶，

喜悅的心情都是一樣的。

從產房到出院的這段小旅程，

有許多不可不知等你來發掘。

迎接寶寶的產房

產房裡，劃破長空的哭聲，宣告了生命的開端。此時，產婦和婦產科醫師，也終於鬆了一口氣。

這是大部分的狀況，寶寶在經過擦乾身體和正確的擺位之後，在保溫台上，繼續哭喊著。空氣進入肺部，與肺泡展開氣體的交換，寶寶的身體也逐漸紅潤了起來。

當然，這過程中會有許多變數，例如：寶寶有沒有早產？有沒有胎兒窘迫？有沒有吸入胎便？

有些寶寶可能因為肺部不成熟，或是出生前就已經解了胎便而不小心吸入肺部，或是肺部積了過多的水，還來不及排出，種種原因都可能造成寶寶呼吸費力或急促。

另一種狀況則是出生後活力不夠好，這些都需要醫護人員進一步的檢查與照護，或是密切的觀察。

嬰兒室的開始

★◆★◆★◆★◆★◆★◆★◆★◆★◆★◆★◆★◆★◆★◆★◆★◆

抵達嬰兒室後，通常會先在保溫台上觀察幾個小時。主要是觀察呼吸次數、心跳次數，還有呼吸的型態，例如：是否因呼吸費力而造成肋凹。有些嬰兒室還會同步監測血氧濃度。

為了預防眼睛在出生過程中感染到淋病雙球菌，會幫寶寶塗上眼藥膏。為了改善寶寶的凝血功能，會給予肌肉注射維生素K。若是寶寶體重過重或過輕，或是媽媽有妊娠糖尿病…等狀況，有時還會幫寶寶監測血糖，給予必要的處置。

如果寶寶和媽媽一切順利，約三到四小時之後，寶寶就會再回到媽媽身邊。如果有一些狀況，例如：需要使用氧氣，就必須持續在嬰兒室觀察了。

有一些情況，例如：媽媽產前檢查有B族鏈球菌，而且抗生素還未充分發揮作用就自然產，或是破水18小時以上才生產，會需要做些抽血檢查。再依照檢驗的結果和臨床的表現，決定是否需要抗生素的治療。

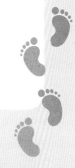

母乳還是配方奶？

★◆★◆★◆★◆★◆★◆★◆★◆★◆★◆★◆★◆★◆★◆

母乳是寶寶最天然的食物，初期的母乳更能提供寶寶許多免疫上的保護，這是毋庸置疑的。

然而，如果已經接受了所有必要的協助，例如：泌乳顧問的指導與物理治療師的幫忙，但是寶寶的體重還是超乎預期的下降，或是出現過度脫水的現象，那麼也不要給自己太大的壓力堅持一定要純母乳。

有研究指出，在符合特定條件的情況下，初期喝點配方奶，並不會影響持續哺餵母乳的決心，甚至可以餵得更久。有時候，真的不必把配方奶當作違禁品。

葉勝雄醫師的育兒發燒經

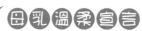

母乳溫柔宣言

1. 母愛不會因為母乳的多寡而打折
2. 母親有決定是否哺育母乳的權利
3. 社會應提供友善哺育母乳的環境
4. 母乳為嬰幼兒的營養和免疫加分
5. 醫療院所應提供哺育母乳的協助

待過新生兒加護病房的兒科醫師，已經很習慣計算寶寶第一天、第二天、第三天各需要多少水分，因此遇到過度脫水這種事情時，往往比家長還要緊張。

我們可以假設另一種極端的情況來對照，如果達到純母乳的唯一方式，就是絕對不加配方奶，那麼不管媽媽是否身心俱疲，寶寶是否過度脫水，不加配方奶就是不加配方奶。這樣的純母乳，只是製造一種純母乳哺育率高的假象而已。

寶寶攝取水分不足，可能會有結晶尿

如果寶寶攝取的水分不夠，尿中的尿酸可能會形成結晶，在尿布上呈現橘色到紅色。有時還沒形成結晶尿，但在超音波檢查時就已經看到沙沙的顆粒了。這種情況通常不必太擔心，但也曾遇過紅色其實是泌尿道感染造成的血尿，因此如果家長沒有把握判斷，還是要請醫師檢查喔！

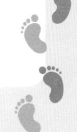

04 新生兒的血便

★◆★◆★◆★◆★◆★◆★◆★◆★◆★◆★◆★◆★◆★◆★◆★◆★◆◆

新生兒大便帶血有好幾種原因。出生前幾天，有可能是生產過程中吃到媽媽的血，例如：有胎盤早期剝離的狀況時。這時候要注意寶寶的生命徵象是否穩定，如果穩定就觀察，不穩定的話要排除寶寶自身腸胃出血的可能性。

牛奶蛋白過敏也是可能的原因，不管是喝配方奶，或是餵母奶的媽媽喝了牛奶，都有可能導致新生兒的血便。可以請母乳媽媽避免喝牛奶，配方奶則改用完全水解蛋白的配方。

新生兒雖然是軟便，但有時大便就像是砲管炸裂一般，造成肛門裂傷或是肛門周圍的破皮。這一類的血便比較會一小塊聚集在一起，而不是點狀的分布。所以遇到血便時，也要檢查一下肛門，或許就不用換奶換來換去。

葉勝雄醫師的育兒發燒經

腸胃炎也可能造成血便，要審慎評估，注意是否脫水，以及是否需要抗生素的治療。另外，在嬰兒室、月子中心或托嬰中心，也要注意是否造成群聚感染。

曾經在門診遇過出生未滿一個月，家長很細心地發現有血便且寶寶活力差的況，當場用超音波診斷出腸套疊的案例。因此如果發現嬰兒有血便，要盡快請專業的醫護人員評估。

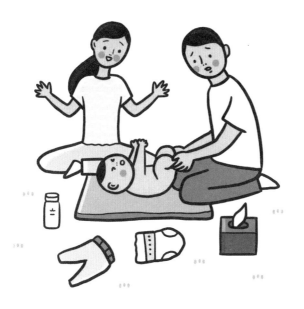

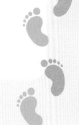

新生兒黃疸

★◆★◆★◆★◆★◆★◆★◆★◆★◆★◆★◆★◆★◆★◆★◆★◆★◆★◆

新生兒黃疸是很常見的問題，也是很多爸媽曾經聽過和正在擔心的事。

寶寶出生後的第一次查房，已經有些爸媽會著急地的問寶寶的黃疸指數了。其實除了少數特殊情況，例如：溶血疾病，否則寶寶的黃疸指數很少會在第一天就高到需要照光治療的程度。

黃疸的高峰期是在出生滿三天到五天之間，通常在七天後漸漸下降。因為大多數是新生兒正常的生理現象，所以容許值也會隨著出生天數而逐漸調高。

容許值指的是超過多少需要照光治療。至於超過多少要加強照光？超過多少要換血治療？也都會隨著出生週數、體重、天數的不同而各有不同的參考值。醫護人員為求精確，前面幾天都會對照表格來判斷是否應該介入治療。

現在絕大多數的新生兒黃疸，即使超過容許值，也都可以透過照光治療下降到安全的範圍，差別只在要照幾天而已。有時可能出院後，甚至結束照光後，黃疸值又上升到要照光的標準。

　　如果黃疸上升太早、太快、太高、或太久，要小心是否存在病理性的因素，例如：泌尿道感染或肝膽疾病。這時候就要做額外的檢查，例如：驗尿或檢查直接型和間接型膽紅素的比率…等。

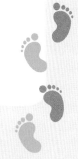

06 早發型母乳性黃疸

◆★◆★◆★◆★◆★◆★◆★◆★◆★◆★◆★◆★◆★◆★◆★◆

如果出現「母乳性黃疸」，要不要暫停餵母乳呢？

我們要先了解，與母乳有關的黃疸，如果是發生在出生後的七天內，**主要的因素並不是母乳的成分，而是因為餵食的量不夠所造成。**

因此，如果是純母乳的話，反而更要多多哺育母乳。如果是混餵，則增加母乳或配方奶的量都可以。

總之，不只不要停，更歡迎多餵母乳喔！

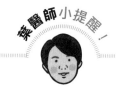

母乳餵得久比一開始餵得純更重要

並不是每個媽媽在生產完之後都能順利哺育母乳，所以一開始不必給自己太大的壓力。如果未來有心要純母乳，研究顯示，對於體重掉太多的新生兒，適時適量、以適當的方式補充一點配方奶，到三個月大時，有八成可以達到純母乳。相反的，一開始堅持不加配方奶，到三個月大時反而只剩四成可以純母乳。

超音波檢查

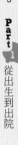

* ◆ ★ ◆ ★ ◆ ★ ◆ ★ ◆ ★ ◆ ★ ◆ ★ ◆ ★ ◆ ★ ◆ ★ ◆ ★ ◆ ★ ◆ ★ ◆ ★

　越來越多婦產科在寶寶出生後提供新生兒超音波檢查的選項，如果檢查具有一定的水準，其實是非常值得的。

　不過很多家長會因為怕檢查出來有小問題而不能保險，因此不敢做檢查或延後檢查的時間。這其實是本末倒置的，保險並不能保障寶寶的健康，很多泌尿道的問題或腫瘤，早期發現才更有機會在問題擴大之前治癒。

　不可諱言的，有些初步異常的結果會讓家屬多了無謂的擔心。有一個簡易的判斷方法，就是不管報告寫什麼，都可以從醫生最後給的建議來判斷嚴重性。

　舉例來說，最嚴重的就是需要立即轉院治療，再來是出院後轉診到大醫院，再來是在出生的地方追蹤即可。而像心臟的卵圓孔，剛出生時大多未閉合，如果報告上寫之後不用再追蹤超音波，那麼你大可以把它當作正常來看待。

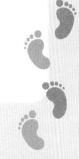

男寶寶要割包皮嗎？

葉勝雄醫師的育兒發燒經

有些爸媽會請兒科醫師評估男寶寶要不要割包皮？其實兒科醫師要評估的是「有沒有不能割包皮」的狀況，例如：有尿道下裂的話，就要保留包皮作為修補之用。

因此，兒科醫師要判斷的是能不能割包皮，而不是要不要割包皮。

有些家長因為宗教的因素，或是本來就打算要讓男寶寶割包皮，那麼在住院期間先做處理也是一個好時機。如果猶豫不決，沒有一定要割的話，那麼就「刀下留皮」吧！

大部分的男孩在四到五歲之間，可以將包皮整個後退。到時候如果還是太緊，也可以選擇用擦類固醇藥膏的方式，利用類固醇讓皮膚變薄的副作用，達到包皮變薄容易後退的目的。

出院之後

在醫院的時間其實過很快，只要過兩三天，嬰兒室就會大洗牌。要在這麼短的時間內，和寶寶這個最熟悉的陌生人打好關係，實在不容易，要有慢慢來的心理準備。

從寶寶出生開始，學習家人之間的互相體諒也很重要，例如：爸爸可能沒辦法體會掛奶的辛苦，媽媽可能好奇在陪病床熟睡的爸爸為什麼看起來比生完小孩還累。

其他的家人，與其提供一堆意見讓新手爸媽更加不知所措，不如多給予一些實際照護上的幫助。照顧新生兒不是一個人的事，建立起良好的支持系統能讓媽媽得到更多喘息的機會。

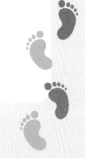

Part 2

月子中的寶寶

越來越多人選擇在月子中心坐月子，

覺得是一筆划算的投資。

在家裡坐月子的，

也有人請月嫂到家裡幫忙。

不管是用什麼方式，

最重要的是寶寶能得到良好的照顧，

媽媽也能得到足夠的休息。

寶寶的餵食

★◆★◆★◆★◆★◆★◆★◆★◆★◆★◆★◆★◆★◆★◆★◆★◆

　　親餵的寶寶，不容易計算喝了多少。但切記**不要只單純為了計算奶量這個原因，就把親餵改成瓶餵，因為親餵時的母乳成分是動態變化的**，後奶的脂肪含量比前奶高，會給寶寶一個飽足的信號。如果瓶餵的話，前奶和後奶在瓶子裡混在一起，前後的成分就都一樣了。

> 不要為了計算奶量而把親餵改成瓶餵。
> 就像你不會拿著尺去剪瀏海，會很呆。

　　配方奶或母乳瓶餵大概要喝多少呢？每一次喝的量約在體重x20-30cc之間，每一天喝的量約在體重x100-150cc之間，如果一天喝超過體重x180cc，代表有可能（但不一定是）喝太多。

　　在記錄寶寶喝多少時，是以「最後泡成的奶量」去算，而不是用一開始加多少去算。例如：180cc的水加奶粉泡成210cc的奶，如果全部喝完的話，應該是記錄喝完210cc而不是180cc喔！

不過，公式是公式，我後來都直接看寶寶體重比較快。如果寶寶體重增加正常，沒吐沒拉，那麼代表供需平衡，不用算。如果體重增加太慢，就要算一下是不是吃不夠。如果體重超標，就要算一下是不是吃太多。

　　如果算出來是吃太多，那麼可能要注意一下，寶寶有時候哭不一定是因為肚子餓。因為就算不是肚子餓在哭，你餵他喝奶時，還是可能因為轉移了他的注意力而停止哭泣。有些胖寶寶喝了太多，導致胃裝不下而吐（注意，是「餵食到逆流」而不是「胃食道逆流」），因為腸子吸收不了而拉（滲透壓性腹瀉）。

　　除了體重是否正常增加之外，還有其他的點可以觀察餵食量是否足夠。例如：六天大之後的寶寶每天應該有六次濕的尿布，或至少要有四包重重的。如果尿布上出現橘紅色的結晶尿，代表奶量可能不夠。

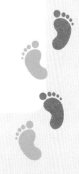

11 晚發型母乳性黃疸

★◆★◆★◆★◆★◆★◆★◆★◆★◆★◆★◆★◆★◆★◆★◆

懷疑與母乳有關的黃疸，如果是發生在出生滿七天後，確實可能和母乳的成分有關。至於什麼時候要暫停母乳？除了數值之外，還要衡量媽媽是否對黃疸感到焦慮，以及是否強烈的想要持續哺育母乳。

舉例來說，同一個數值，可能有媽媽不介意，想繼續餵，這時候可以抽血檢查看看有沒有母乳以外的因素。有的媽媽可能捨不得讓小孩抽血，因此選擇暫停兩天母乳，等黃疸值顯著下降再繼續純母乳哺育。恢復哺育母乳後，黃疸值不太會再反彈超過原來的數值。

簡單的說，處理的重點是在判斷是否有母乳以外的原因造成黃疸？如果單純是母乳成分所引起的話，那麼極少會造成危害。

配方奶要換嗎？

12

★◆★◆★◆★◆★◆★◆★◆★◆★◆★◆★◆★◆★◆★◆★◆★◆★

　在提倡母乳的年代，配方奶彷彿是一種不能公開談論的禁忌。你可以試著上網查看看配方奶的相關資訊，真的很難找到廠商的官方資料。

　但其實很多新手爸媽都有這方面「知」的需求，沒辦法從開放的管道得到正確的資訊，反而容易道聽塗說，人云亦云。

　最常見的情況是遇到問題就換配方奶，舉凡尿布疹、濕疹、便秘、腹瀉、溢吐奶、脹氣、哭鬧不安…等，都會有人第一個想到的就是先換配方奶。盲目換的結果，可能換湯不換藥，或換到更不適合的類型，延誤了診斷與治療。

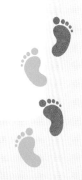

即使有些配方奶粉在名稱上直接標示了用途，例如：防溢吐奶，但遇到嚴重的胃食道逆流，還是建議先請兒科醫師診斷後再說。因為嘔吐也可能是「嬰兒肥厚性幽門狹窄」所造成，很多家長連聽都沒聽過這個病，如果換奶一陣子發現沒改善後才就醫，那麼就延誤了治療的時間。

建議配方奶沒事不要換來換去，如果要換，最好先徵詢專業醫師的意見。

配方奶要一匙一匙換嗎？

一般來說，配方奶的種類可以用「蛋白是否水解」以及「乳糖含量多寡」來區分。如果是同一種類型，只是換別的牌子，通常意義不大。

如果是醫生建議要換配方奶，大部分會是基於功能上的考量，因此要換就直接換，不必一匙一匙慢慢換過去。

舉例來說，A牌的無乳糖配方和B牌的水解蛋白配方混合在一起後，並不會有雙重效果，反而是既有乳糖又含未水解的蛋白，什麼效果也沒有。

如果純粹是因為個人喜好要換，或者搬家以後買不到原來的牌子，舊的沒喝完怕浪費，那一餐喝舊的、一餐喝新的交替喝，會比混在一起喝好。

因為你很難預測兩種不同奶粉混合在一起會是什麼味道，也許真有某種比例會像調雞尾酒一樣是好喝的，但味道怪怪的機會比較大。

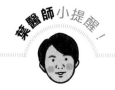

葉醫師 小提醒！

腹瀉時，如果換無乳糖配方奶粉要喝多久？

如果是因為拉肚子嚴重而換成無乳糖配方奶粉，建議喝兩個禮拜，時間到，就直接換回來。假設先喝一個禮拜，再用一個禮拜的時間一匙一匙換回來，看起來保守安全，但其實更躁進。因為腸胃炎造成的暫時性乳糖不耐約需兩個禮拜的時間恢復，所以重點是什麼時候可以換回來，選對時間點，比怎麼換還重要。

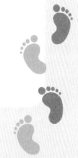

泡配方奶的溫度

★◆★◆★◆★◆★◆★◆★◆★◆★◆★◆★◆★◆★◆★◆★◆★◆★◆

世界衛生組織建議要用70℃以上的開水幫嬰兒泡配方奶，這樣的溫度可以在水與奶粉搖勻的期間，多了一道殺菌的保障。之前曾在嬰兒配方奶粉被細菌汙染的新聞中出現的有阪崎氏腸桿菌、沙門氏菌…等。

平常泡奶時，先搖晃均勻之後，可以連著奶瓶放在冷水裡冷卻，或是在水龍頭底下用水沖涼，最後可以滴一小滴配方奶在手腕內側的皮膚上，感覺微溫而不燙就可以喝了。

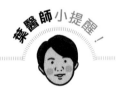

葉醫師小提醒！

水解蛋白的嬰兒配方奶粉比較沒營養？

有些本身有過敏史的家長，會幫寶寶選擇水解蛋白的嬰兒配方奶粉來預防過敏，或是寶寶本身對牛奶蛋白過敏，必須喝水解蛋白的配方。坊間流傳水解蛋白比較沒有營養，其實多半是推銷別種奶粉的話術。水解蛋白只是把蛋白質切小一點，避免形成過敏原，就像吃牛排一樣，不管切多細，只要吃完還是能得到完整的營養。

補充維生素D

14

◆◇◆◇◆◇◆◇◆◇◆◇◆◇◆◇◆◇◆◇◆◇◆◇◆◇◆◇◆◇◆

　　近年來，台灣兒科醫學會也開始推廣新生兒補充維生素D，建議「純母乳哺育或部分母乳哺育的寶寶，從新生兒開始每天給予400IU口服維生素D。使用配方奶的兒童，如果每日進食少於1,000cc加強維生素D的配方奶或奶粉，需要每天給予400 IU口服維生素D」。

　　簡單地說，**如果嬰兒每天喝不到1000cc的配方奶，那麼就會建議要補充維生素D。**至於母乳的維生素D含量約為配方奶的十八分之一，不太可能達到建議的攝取量。

　　缺乏維生素D可能會導致佝僂症，造成骨頭變形，例如：在手腕及腳踝處異常寬大，或在肋骨有串珠狀的突起。因為骨頭不夠堅固，所以也較容易骨折。

　　嬰兒出生後，體內的維生素D在前兩個月還算夠用，但前提是媽媽懷孕時沒有缺乏維生素D，否則就會提早亮起紅燈。我通常會在寶寶一個月大要打預防針時提醒爸媽，但有時也很怕家長誤以為醫生是在推銷健康食品，所以常常就點到為止囉！

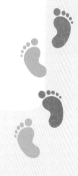

寶寶的排便狀況

　　便祕或拉肚子，沒有很簡單的定義，除了頻率之外，外觀也很重要。

　　以頻率來說，喝母奶的寶寶可以從一天大七次到七天大一次，喝配方奶的寶寶可以從一天大三次到三天大一次。一般來說，母乳寶寶的大便次數會隨時間慢慢變少，教科書上寫二十一天大一次還可以接受，但在門診還遇過比這更久的。

　　為什麼正常大便頻率的範圍可以這麼大呢？因為在吃副食品之前，大便次數主要受到寶寶的奶量和吸收能力的影響而變化。**奶量下降或吸收能力上升會造成大便次數減少，奶量上升或吸收能力下降會讓大便次數變多。**

這個觀念很重要，例如同樣是大便次數過多，如果A寶寶體重過重，那可能是喝太多奶；如果B寶寶體重太輕，那可能是腸胃吸收能力有問題。處理上，A寶寶可能少喝一點奶就會改善，B寶寶可能要選用適合他的配方奶。

　　當然啦，以上指的是在健康的前提之下。如果是急性的，大便次數突然變多，我們還是要先想是否得到腸胃炎。

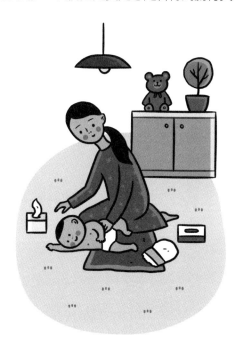

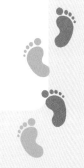

16 嬰兒排便困難

★◆

不少爸爸媽媽會說，常常看寶寶一邊用力一邊發出聲音，不知道在做什麼？

其實並不是每個寶寶一出生就都知道該怎麼排便。排便需要兩個基本動作，第一是增加腹內壓力，第二是放鬆骨盤底的肌肉。

第一個動作寶寶一出生就會，因為「哭」就是其中一種方式，尖叫、用力到面紅耳赤也都是。第二個動作，寶寶就要經過比較多次的嘗試，才有辦法揣摩出來那種感覺。

寶寶一直到九個月大都還是可能會出現這種情形，而且持續10分鐘以上。通常會在解出軟便之後結束，但也可能最後還是功虧一簣，大不出來。

排便困難對寶寶來說，不一定會不舒服，哭可能只是為了用力，因此不需要特別的治療。也不要在這時候去刺激寶寶的肛門，以免寶寶把肛門刺激當成排便的必要步驟之一，以後不刺激就更大不出來了。

◆■◆■◆■◆■◆■◆■◆■◆■◆■◆■◆■◆■◆■◆■◆■◆■◆

六個月大之前的嬰兒，因為免疫力較弱，如果口腔或嘴唇的黏膜受損，或是沒有每天好好清潔口腔，就可能長黴菌。最常見的是長念珠菌，俗稱「鵝口瘡」。外觀和奶垢很像，但鵝口瘡黏很緊，如果勉強去除可能會隨之流血。

選擇適當的抗黴菌藥物治療，通常都可以得到不錯的效果。常用的是不會被腸胃道吸收的抗黴菌藥物，也因此一定要塗在鵝口瘡上才會產生作用，如果直接吃下去是沒有用的。

如果治療失敗，有幾個可能原因：

1.治療天數不足：建議十天為一個療程，不能見好就自行停藥。

2.塗藥次數不足：如果每天低於四次，可能會失敗。

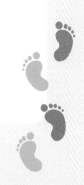

3.反覆感染：奶嘴或是媽媽的乳頭上也有念珠菌，這時候要換奶嘴，或是同時治療媽媽乳頭上的念珠菌，才不會像打乒乓球一樣，把念珠菌互相傳來傳去。

4.太用力清潔：使用紗布或棉花棒太大力，可能會再次傷害口腔黏膜。

建議的塗藥方式是，照顧者將手洗淨之後，直接用手指頭塗藥在病灶上。比較不建議用棉花棒或紗布，如果太大力，反而會在黏膜上刮出新的刮痕，讓鵝口瘡又找到新的棲息地。

如果寶寶超過六個月大，且排除以上常見造成治療失敗的原因，就真的要小心是否有免疫力上的問題。不過這樣的機會真的很少。

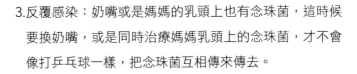

舌繫帶要剪嗎？

大部分的舌繫帶是不需要剪的。

在臨床上，會先評估兩個問題。第一是好不好剪？第二是需不需要剪？

所謂好剪的舌繫帶，是看起來薄薄的，剪下去也不太會流血。不好剪的，可能剪完還要縫才容易止血。

需不需要剪，則是看舌繫帶有沒有過「緊」，緊到舌尖無法伸出超過下嘴唇下緣的舌繫帶才需要剪。很多爸媽會以為是太長或太短才需要剪，其實是錯的。

因為在門診的觀察時間有限，會建議爸爸媽媽在家裡多多觀察，照相或錄影起來給醫生看。

通常，好剪的舌繫帶對於小兒外科醫師來說是一塊蛋糕（A piece of cake），可能爸媽還沒反應過來，在門診時就已經剪好了。

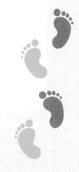

Part 3

寶寶睡眠安全

正在成長中的寶寶每天都會

睡上好幾個小時，

甜睡的寶寶就像天使般可愛！

然而安全的睡眠環境如何打造，

在本章節中將一一說明給爸媽們聽。

寶寶應該睡多久？

★◆★◆★◆★◆★◆★◆★◆★◆★◆★◆★◆★◆★◆★◆★◆★◆

　　有很多爸媽會問寶寶應該睡多久？老實説有參考值，但真的只要當作參考就好。我常跟爸媽説，寶寶想睡就可以睡，所以不用擔心他們睡眠不足，反過來説，如果他們真的不想睡，其實也拿他們沒辦法。

　　根據美國睡眠醫學會的睡眠指引，兒童一天的睡眠時間約為：

- 4-12個月大：12-16個小時
- 1-2歲：11-14個小時
- 3-5歲：10-13個小時
- 6-12歲：9-12個小時
- 13-18歲：8-10個小時

　　寶寶日與夜的週期約需要三個月的時間建立，所以三個月大之前不一定什麼時段會睡比較多，在四個月大之前也沒有參考值可參考。

會列出這個參考值，主要是希望能安爸爸媽媽的心。如果還是有問題，建議專程看一下醫生。太多爸媽會在看病或打疫苗時順便問睡眠問題，但這不是用三言兩語就能解決的，也許用掉一次的看診時間都還不夠。

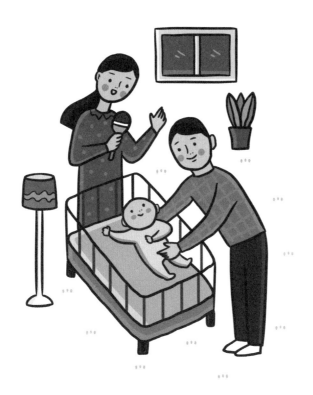

為什麼建議嬰兒仰睡？

★◆★◆★◆★◆★◆★◆★◆★◆★◆★◆★◆★◆★◆★◆★◆★◆

仰睡可以降低嬰兒猝死症候群的機率。

媒體在報導嬰兒猝死的新聞時，常常將原因直接導向趴睡造成窒息，以至於很多人以為嬰兒趴睡只要不窒息就不會造成嬰兒猝死，這觀念其實是錯的。

嬰兒猝死可能有很多原因，包括疾病或是窒息，而當中所謂的「嬰兒猝死症候群」，指的是經過詳細的調查之後還是查不出原因的一群。因此如果證實原因是窒息，就不能歸類為嬰兒猝死症候群。

趴睡除了較容易造成窒息之外，還有其他與窒息無關的因素，會上升嬰兒猝死症候群的機率，舉例如下：

1. 趴睡比仰睡更容易再次吸回剛吐出去的二氧化碳，造成低血氧和高碳酸血症，尤其是當使用柔軟的寢具時。

2. 趴睡會降低從睡眠中覺醒的能力，當面臨呼吸中止時也較不容易醒過來重新啟動呼吸的程序。

3. 趴睡不易散熱，增加體溫過高的風險，而體溫過高正是嬰兒猝死症候群的危險因子之一。

4. 趴睡降低大腦的氧氣供應，這個現象在寶寶兩到三個月大之間最明顯。

很多人會說某某某從小就一直趴睡其實也沒事，這是因為樣本不夠大，所以感覺不出來。站在兒科醫師的立場，每勸一千個嬰兒由趴睡改成仰睡，可減少一個嬰兒猝死症候群的發生。所以無論如何，兒科醫師還是會一直建議仰睡就是了。

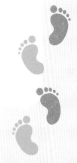

關於趴睡的迷思

★◆★◆★◆★◆★◆★◆★◆★◆★◆★◆★◆★◆★◆★◆★◆★◆

迷思1：趴睡比較安穩？

我們要改變一個觀念，嬰兒睡睡醒醒這件事情是很正常的，也是嬰兒對自己的一種保護機制。有些新手爸媽睡到一半會醒來檢查寶寶有沒有呼吸，寶寶自己也會。相反的，藉由趴著來讓寶寶睡更久，反而不是自然的現象。

迷思2：避免胃食道逆流，所以要趴睡？

食道靠近背部，趴著時，食道的相對位置是在胃的上方，因此較不容易逆流沒錯。但只有極少數嚴重呼吸道問題的患者，例如：嚴重的的喉裂，才需要趴睡。對一般寶寶而言，權衡輕重得失之後，還是選擇仰睡比較好。

如果寶寶會翻身，睡到一半從仰睡翻成趴睡怎麼辦？要幫他再翻回來嗎？這方面還沒有正式的建議，原則上，如果寶寶也有辦法自己從趴著翻成躺著，那麼睡著後可以讓他們自由選擇喜歡的睡姿，爸媽不必定時起來檢查有沒有趴睡。**如果寶寶還不會從趴著翻成躺著，那麼在發現他翻成趴睡之後，最好還是幫他翻回仰睡的姿勢，即使可能將他吵醒。**

至於側睡，有研究認為側睡之於嬰兒猝死症候群的風險，其實和趴睡不相上下。如果剛放下去時是側睡，但最後轉成趴睡，反而還更加危險。

最後要提醒一點，有研究指出，偶爾才趴睡的寶寶，反而比經常趴睡的寶寶更危險。因此切記，如果要仰睡，就要每次都仰睡，尤其是在請別人幫忙照顧時，更要再三交代：「不要給寶寶趴睡，一次都不可以！」。

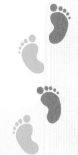

打造安全的睡眠環境

同房不同床

建議嬰兒和父母同房不同床，也就是和大人睡在同一個房間裡，但要有自己獨立的嬰兒床。如果是多胞胎，則各要有一張床。嬰兒床要盡量靠近大人，但不要拉下床欄和大人的床面相連。

這樣的形態建議維持到寶寶六個月大，如果能到一歲更好。研究指出，和父母睡同一個房間能降低一半嬰兒猝死症候群的機率。

有時為了餵奶或安撫，嬰兒難免會被抱到大人床上。記得在大人睡著前，要先把嬰兒放回嬰兒床。萬一大人不小心睡著，一醒來還是要趕快把嬰兒放回去。

建議用新的嬰兒床

建議用新的嬰兒床。如果是舊的，特別是別人用過的，要注意是否符合當前的安全規範，重新檢查組裝是否正確，以及有無零件遺失…等。不要使用可拆卸的活動式床

欄,以避免嬰兒受困其中甚至導致窒息。嬰兒床要遠離電線、窗簾繩索以及百葉窗…等可能造成危害的物品。

床墊要夠硬

嬰兒床的床墊材質要夠硬,讓嬰兒躺上去時頭部不會下陷。記憶海綿因為很容易變形,就不適合用於嬰兒床墊。有些床墊會附加上層軟墊,也不適合。

床單的大小要適中。舉例來說,如果床單太小,床墊在套上床單之後,可能會和嬰兒床出現較大的空隙。此外,枕頭、抱枕、坐墊、被子、毯子…等都不能拿來當床墊使用,不管是墊在床墊上,或是包在床單下,通通都不行。

不必用床圍

嬰兒床的床圍,早期是為了避免嬰兒的頭卡在欄杆之間而設計的。但是新的規範已經要求嬰兒床的欄杆間隔不得大於六公分,因此也就沒有必要再用床圍了。

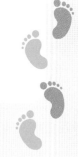

雖然還沒有確定床圍是否會增加嬰兒猝死症候群的機率，但考量利弊得失之後，美國兒科學會已明白宣示不建議嬰兒床使用床圍。

嬰兒床上的物品越少越好

　　建議不要在嬰兒床上放置枕頭、被子、棉被、填充玩偶或其他鬆軟的寢具，因為這些物品都會增加嬰兒猝死症候群的風險。有研究指出，在床上擺放這些物品，會讓趴睡的寶寶上升二十一倍嬰兒猝死症候群的風險，如果不分睡姿則增加了五倍的風險。

　　很多人怕寶寶不蓋被子會不夠溫暖，建議用嬰兒睡袋或防踢背心來代替。

其他注意事項

　　包含汽車安全座椅、嬰兒車、搖籃、嬰兒搖椅、嬰兒背帶、嬰兒背巾…等，都不建議長時間或經常讓寶寶在裡面睡。因為這些偏向坐姿的產品，較容易引起胃食道逆流，或者因為頭往前傾而影響呼吸道的暢通。

　　坐汽車安全座椅時，要好好扣好，注意不要讓安全帶勒到脖子。如果將汽車安全座椅從車子上拿下來時，要好好放，避免翻覆或從高處掉落。總之，不管在醫院或家裡，可以睡嬰兒床的時候還是睡嬰兒床比較安全。

預防嬰兒猝死症候群，
還可這麼做

★◆★◆★◆★◆★◆★◆★◆★◆★◆★◆★◆★◆★◆★◆★

哺餵母乳

不管親餵或瓶餵，哺餵母乳都有助於降低嬰兒猝死症候群的機率。

第一個原因是，餵母乳的寶寶比餵配方奶的寶寶容易睡到一半醒過來，雖然這樣照顧起來比較累，但是在談論嬰兒猝死症候群問題時，不要睡太熟反而比較好。

第二個原因是，母乳中有抗體和營養，可以幫助寶寶對抗呼吸道和腸胃道的感染，進而降低了嬰兒猝死症候群的機率。

如果因故無法哺餵母乳，媽媽也不必自責，因為母乳並不是母愛唯一的表達方式。

給寶寶吃奶嘴

寶寶吃奶嘴也有助於降低嬰兒猝死症候群的機率，甚至可高達九成。推測原因包括吃奶嘴有助於維持呼吸道的暢通，或是幫助睡眠中自律神經的調控…等。

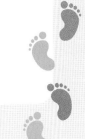

雖然奶嘴常常一睡著就掉了，有研究指出還是一樣具有保護的作用。但也有研究說，寶寶若已習慣經常使用奶嘴，哪一天突然不用，嬰兒（指一歲以下）猝死的風險反而會上升。

雖然有報告指出，使用奶嘴並不影響母乳哺育，但還是有人這樣認為。因此，建議要餵母乳的寶寶，等親餵比較上軌道之後再使用奶嘴。如果是一開始就選擇不親餵的寶寶，則是越早使用奶嘴越好。

使用奶嘴時也要注意安全，例如：繩子不要圍繞在寶寶的脖子上，如果寶寶睡著了，也不要再夾在衣服上，以避免繩子不小心勒到脖子。

至於吃手，目前還未確定是否和吃奶嘴會有一樣的保護效果。

爸媽禁菸禁酒

懷孕時不要抽菸，也不要在孕婦或嬰兒所處的環境抽菸。孕婦抽菸除了可能造成早產或出生體重過低，也會上升嬰兒猝死症候群的機率。**尤其是嬰兒和習慣抽菸的成人睡在同一張床上的嬰兒猝死症候群風險很高，不管有沒有在床上抽菸。**

懷孕時本來就不該喝酒，因為對胎兒有不良的影響。不管是懷孕時喝酒，或在寶寶出生一年內喝酒，都會上升嬰兒猝死症候群的機率。

會翻身就不要再用包巾

寶寶使用包巾，有安撫和促進睡眠的作用，但要注意兩個重點：

1. 不要包太緊、腳不要包太直，以避免影響髖關節發育。
2. 當發現寶寶開始可能會翻身的時候，就不要再包了。因為使用包巾且又趴睡時，會上升嬰兒猝死症候群的機率。

至於使用包巾本身，並未被證實能減少嬰兒猝死症候群的機率，不管嬰兒的手是否被包在包巾裡面。

按照時程打預防針

研究指出，按照時程打預防針的寶寶，嬰兒猝死症候群的機率比較低。但這也有可能有取樣上的誤差，因為常生病的寶寶比較會延後打預防針。因此，只要盡可能跟上預防針的進度即可，不必勉強在重感冒或發燒的時候打預防針，也不必因為不小心忘了打預防針而過度擔心。

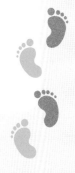

Part 4

寶寶養成階段

寶寶的成長速度有時真的
超乎爸媽們的想像！
而養育小孩的過程中，
會有好多好多問號和驚嘆號
充斥著爸爸媽媽們的生活，
一起來了解。

24

寶寶生長發育評估

　　兒童健康手冊上都有生長曲線圖，不過有時圖太小很難畫上去，或是因為沒有從一出生就開始畫，降低了參考的價值。因此臨床上，我還是會記一些簡單的數據比較好活用。當然啦，如果遇到問題時，最後還是以生長曲線圖為準的。

體重

　　嬰兒體重增加的速度，是很多事情判斷的依據。舉例來說，嬰兒胃食道逆流嚴重的小孩，如果體重過輕，那可能要考慮使用藥物治療；如果體重過重，那可能要考慮減少奶量，避免「餵食」到「逆流」。

　　因此在提供參考的數據的同時，也要提醒一下，**不是要大家對照表格自己嚇自己，我們還是要以寶寶健康與否為最終的標的。**畢竟每個寶寶都有自己的成長軌跡，表格只是用來參考，並不是非照這樣不可。

男女嬰的體重增加參考

寶寶性別	第一個月	第二個月	第三個月	第四個月	第五個月	第六個月
男嬰	1.0 公斤	1.2公斤	0.8公斤	0.6公斤	0.5公斤	0.4公斤
女嬰	0.9公斤	1.0公斤	0.7公斤			

寶寶滿四到六個月開始會厭奶，甚至吃得比以前少，可能是反映體重增加的需求減緩，或是寶寶吸收能力的上升。不必太擔心，用副食品慢慢補上奶量減少的營養缺口即可。

寶寶滿六個月大到一歲之間，體重每個月大約只增加0.2到0.3公斤之間而已，相較前六個月少很多，是正常的。不要因此以為母乳沒營養，或是寶寶哪裡出了問題。

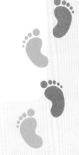

身高

身高的成長有簡單的記法，約以5為一個單位：

1. 出生時身長約50公分
2. 0-1歲長25公分
3. 1-4歲每年長10公分
4. 4歲到青春期前，每年長5公分

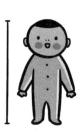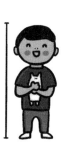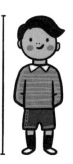

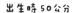

出生時50公分　　0-1歲 +25公分　　1~4歲 每年+10公分　　4歲~青春期前 每年+5公分

這個記法很簡單，不過因為是以5為一個單位來方便記憶，所以可能會有很多人達不到這個標準，最後還是以生長曲線圖為依歸喔！

頭圍

頭圍其實不太好量，因為寶寶的頭並不是圓柱形的，所以不同的人來量，結果可能都不一樣，會有上上下下的誤差是正常的。

醫生看的重點不只是頭圍的大小，而是頭型有沒有反映出什麼問題，例如：頭骨過早縫合，或是頭圍有沒有隨著年齡按照比例成長…等。

另外，也會參考爸爸媽媽本身的頭型，例如：有時寶寶的頭圍稍微偏大，再看看爸爸或媽媽，如果其中一位也是這樣，那就不用太擔心，可以再觀察。

如果頭圍明顯偏大或增加很快，會建議做一下腦部超音波，排除水腦…等問題。如果頭圍偏小，則要請小兒神經科醫師評估看看有沒有腦部發育相關的問題。

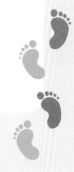

25

頭型與斜頸

★◆

　　有些寶寶因為在子宮內的壓迫，一出生的頭型就有點歪斜。有些寶寶則是因為躺著時，頭偏好轉向某一邊或朝上，長久下來造成某一邊或枕部的頭型較扁平，結果越扁平越好躺，造成惡性循環。

　　建議平常就注意頭的擺位，會吸引寶寶目光的物品，也不要都放在同一個方向，或是在抱寶寶時，讓他（她）轉向平常較少轉的那一側。平常醒著時，也可以趴著練習抬頭。記得不要為了頭型而趴睡，也不要用枕頭。

　　和頭型有關的是斜頸。新生兒斜頸有九成以上是肌肉的問題，其中有四分之三是因為右邊的胸鎖乳突肌攣縮。如果是右邊的胸鎖乳突肌攣縮，臉會轉向左邊，頭則是歪向右邊。

　　其他因素，例如：骨骼、神經、斜視、感染，也都可能和斜頸有關。

如果是肌肉的問題所造成的斜頸，通常會先作復健。如果半年內有改善，而且外觀上沒有明顯的不對稱，就不需開刀。但如果是骨骼、神經或其他因素造成的斜頸，則不一定適合復健，需考慮使用藥物或手術治療。

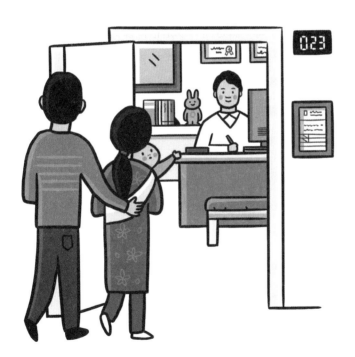

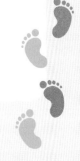

26

大小餐與睡過夜

◆◆◆◆◆◆◆◆◆◆◆◆◆◆◆◆◆◆◆◆◆◆◆◆◆◆◆◆◆◆◆◆◆◆◆

寶寶在滿月之前，晚上即使沒有起來討奶，還是要定時餵他。

滿月後，寶寶開始會大小餐，有時喝多，有時喝少。此時爸媽不用太緊張，因為寶寶的體內已經累積了一些能量，所以可以忍受較長時間的飢餓，只要一天喝奶的總量足夠即可。

滿月之後，如果寶寶半夜想喝奶，還是可以喝，不強求不夜奶，真的要訓練睡過夜，等五個月大以後再說。如果寶寶睡熟沒有起來討奶，那麼可以讓他繼續睡沒關係。

另一種情況是寶寶如果體重增加不足，在滿月後即使睡得很熟沒有起來討奶，還是可以餵他，追趕一下成長。

寶寶還不能睡過夜的爸媽，也不用太羨慕別人，常遇到滿月後睡過夜，但半歲或一歲後又常常半夜醒過來的，很難預料。

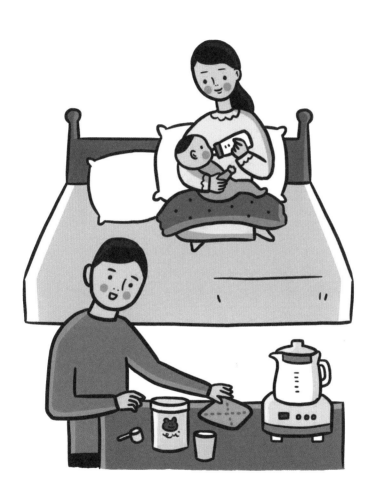

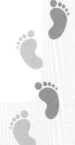

27 這麼小也會感冒嗎？

★◆★◆★◆★◆★◆★◆★◆★◆★◆★◆★◆★◆★◆★◆★◆★◆★◆◆

　　很多人都會有一個刻板印象，覺得剛出生的寶寶身上還有從媽媽來的抗體，所以「應該」不會感冒。以至於在出現感冒症狀時，很多人偏向用過敏來解釋，但其實真正的過敏性鼻炎，大多要兩歲之後才會形成。

　　仔細想一想，如果孕婦或產婦本身就會感冒，那麼靠胎盤和母乳提供抗體的寶寶，當然也有可能感冒。通常寶寶在流鼻水的階段，因為都躺著，鼻水往下流，大人比較感覺不到，當鼻水慢慢黏稠變成鼻涕時，才會發現呼吸有異音。

　　感冒不一定要咳嗽，也不一定要發燒，可能只有流鼻涕。

　　鼻涕塞住，可能胃口變差，可能哭鬧不安。因此嬰兒的感冒常常是因為爸媽覺得小孩突然厭奶，或是懷疑嬰兒腸絞痛而來就醫，或是打預防針時因為呼吸道有異音而被發現。因為通常是在感冒的尾聲才被發現，所以大多只要吸除鼻涕就有改善，不一定要吃藥。

　　如果你看過吸鼻涕時源源不絕的鼻涕，就會知道小嬰兒也會感冒了。

不同腸胃問題

28

幽門狹窄

幽門狹窄並不會在一出生就出現，常見的好發時間是在寶寶三周大之後。特色是「噴射狀的嘔吐」，記得有一次有一個寶寶躺在診察床上，差點就噴到在一旁彎腰哄他的護理師。

和嬰兒胃食道逆流最大的不同，幽門狹窄常嚴重到體重停滯不前，甚至負成長。最快速的診斷方式，就是掃超音波。幽門狹窄在超音波上可以看到肥厚的幽門肌肉層，和幾乎被擠成一線的狹長幽門通道。

因為吐掉很多胃酸，所以寶寶可能會有代謝性鹼中毒。治療上首重水分、電解質、和熱量的維持。在穩定之後，再評估是否需要開刀，較輕微的也有可能可以使用口服藥物控制。

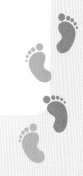

嬰兒胃食道逆流

嬰兒胃食道逆流的表現以溢奶為主，偶爾會吐奶。常常會在喝完奶兩個小時之後才溢奶。因為奶進入胃部後，遇到胃酸會逐漸分層，最上層是透明像水一樣，中間像豆花，最下面像乳酪，所以不管溢出哪一種形式都是有可能的。

嬰兒胃食道逆流的高峰期，約在滿兩個月大到滿三個月大之間，滿四個月大後會逐漸改善。如果滿四個月大後反而變嚴重，大部分是因為寶寶翻身或有其他較大的動作，間接壓迫造成的。

非藥物的治療方式，包括：

1. 少量多餐：例如本來是每四小時喝160cc，可以改成每三小時喝120cc。臨床上常遇到寶寶自己改成少量多餐，但爸媽不知道原來這是他們最自然的調節方式，其實寶寶很聰明的！

2.喝完奶抱直立三十分鐘：最標準的姿勢是趴在大人的胸膛，頭側靠在肩膀，頸部在必要時給予適當的攙扶。

是否使用藥物治療，主要是看寶寶的體重是否有正常成長來判斷。

如果因為胃食道逆流而使得體重嚴重落後，會建議使用藥物讓體重追上來。如果體重反而是超標的，要不就減少一點奶量，要不就是先用非藥物的方式改善，如果直接使用藥物治療，體重可能更超標。

另一種情況是，寶寶時常因為胃食道逆流而出現不適的症狀，例如：一要餵奶就開始大哭，或是躺在床上時，頭常常向後仰到一個不自然的角度，或是常常嗆到咳個不停…等，這些都要盡快請醫生評估。

如果體重正常成長又沒有不適的症狀，其實嬰兒胃食道逆流就是一個很正常的生理現象，會自然地達成一個平衡。

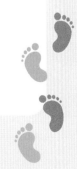

嬰兒腸絞痛

　　嬰兒腸絞痛其實不是真正的診斷。在問「是不是嬰兒腸絞痛？」之前，先要排除其他的疾病。如同前面所提到的，感冒也可能表現的像嬰兒腸絞痛，甚至因為胃食道逆流而哭鬧，也可能被當成嬰兒腸絞痛。

　　如果貿然就下嬰兒腸絞痛的診斷，那麼很可能會漏掉許多問題，而這些問題原本是可以被改善的，例如：脹氣、乳糖不耐，或牛奶蛋白過敏，或漏掉一些需要馬上處理的急症，例如：嵌頓性腹股溝疝氣或腸套疊。

　　在排除其他問題之後，典型的嬰兒腸絞痛，大約出現在寶寶三周大到三個月大之間，像鬧鐘一樣，幾乎是每天一到固定時間就響，時間過了就停，通常發生在半夜兩三點左右。特色是哭到臉色脹紅，大腿往上抬，還會不時排氣放屁。

　　在安全的前提之下，爸媽可以試試看各種哄寶寶的方式，例如：有的寶寶喜歡聽男生低沉的嗓音，有的寶寶喜歡被背在背巾裡，有的寶寶喜歡坐嬰兒車被推來推去，有的寶寶則是可以靠音樂或白噪音轉移注意力。

腸套疊

腸套疊指的是前端腸子套進後端腸子裡面，因為會壓迫到血流，嚴重者可能導致腸子壞死。是五個月大到三歲之間最常造成腸阻塞的原因，臨床上也遇過年紀更小的。

典型的症狀是因腹痛造成的間歇性哭鬧，不痛的時候若無其事，痛起來歇斯底里，哭到後來可能嗜睡無力。初期大多都會吐，吐到後來可能吐出膽汁。小嬰兒很常哭，有時是因為血便來就診，腸套疊的典型血便又被稱作草莓果醬便。

最快速的診斷工具是超音波，可以看到一團套在一起的腸子，縱切面像管子，橫切面像甜甜圈一樣。因為腸套疊有可能反反覆覆鬆開再套進去，有時需要重複再檢查。

最傳統的治療是用鋇劑攝影，一邊診斷一邊利用鋇劑的壓力把前端腸子推回去。後來慢慢有人用空氣、生理食鹽水、水溶性顯影劑來取代鋇劑。如果上述方法失敗，腸套疊的時間太久，生命徵象不穩定，或是有腸子破掉的風險，則會考慮開刀治療。

腸套疊還是有可能會復發，大部分是在七十二小時之內。因此如果在腸子復位後又痛起來，第一個還是要再想到腸套疊這個原因。

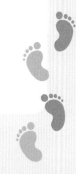

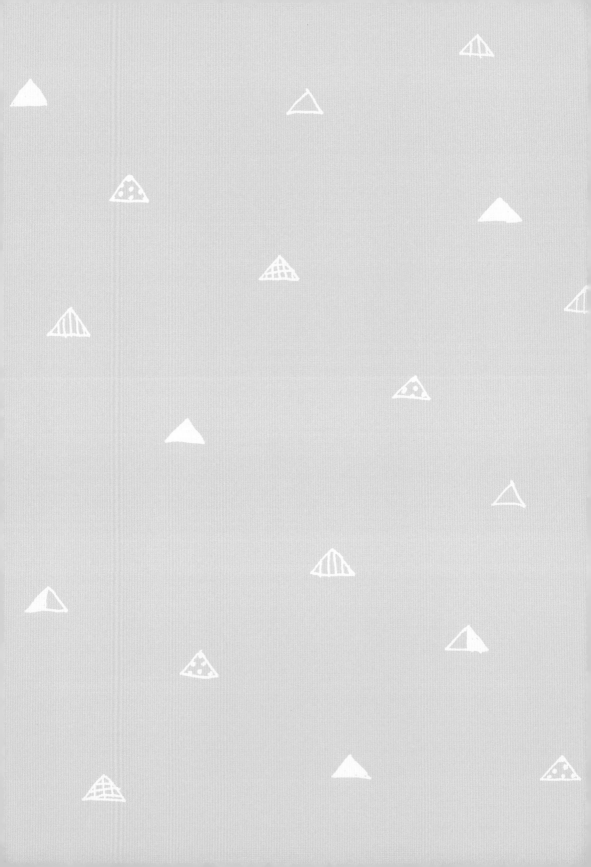

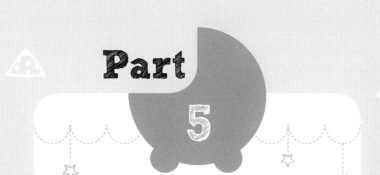

Part 5

常見皮膚問題

很多爸媽會問，皮膚的問題應該看皮膚科
醫師還是兒科醫師？簡單的說，
常見的皮膚問題看兒科醫師就可以了，
兒科醫師的經驗也很多。
如果有比較難治療，
或是比較少見不好分辨的，
可以看皮膚科醫師。

29

剛出生常見的皮膚問題

★◆★◆★◆★◆★◆★◆★◆★◆★◆★◆★◆★◆★◆★◆★◆★◆◆

　　新生兒的皮膚有很多問題，還好大多無傷大雅，或是在長大後逐漸消失。

蒙古斑

　　蒙古斑最常出現在臀部，腿部、手部、背部也都有可能，而且有些在一出生時並沒有被發現。有些是淺紫色，有些是深紫色，可能一直要到四歲或五歲才慢慢看不見。

鮭魚紅斑

　　新生兒在眼皮、前額、後腦杓，常常會有紅紅類似血管瘤的東西，嚴格說起來是微血管擴張所造成的，並不是真正的血管瘤。它的正式名稱是「鮭魚紅斑」，在哭鬧或洗澡時特別明顯，隨著年齡的增長而逐漸淡化，但位於後腦杓處的可能不會完全消失，還好因為被頭髮蓋住，所以也不至於太明顯。

鮭魚紅斑被賦予美麗的想像，位於額頭的被稱為「天使之吻」，位於後腦杓的被稱為「送子鳥咬痕」。這兩個名稱在解釋病情時特別好用，本來很擔心的爸媽，一聽到之後就破涕為笑了。

毒性紅斑

毒性紅斑聽起來很可怕，但是一點都不毒。常在出生一兩天後出現，外表有點像被蚊子叮，一整圈紅紅的，中間有黃黃的一點。數量少的，可能只有分散的幾顆。數量多的，可能會有好幾顆的紅色圈圈互相融合在一起。最後都會消失，所以不用擔心。

皮脂腺增生

新生兒的鼻頭，可能會有白白一點一點的，對有密集恐懼症的人來說，很可怕，但其實只是皮脂腺增生而已，慢慢就會消失。

其他

有些新生兒在鼻尖會有一條暗色的線，看起來略為凹陷，在有皮脂腺增生的情況下會特別突顯。然而，這條線我一直查不到正式的中文或英文名稱，索性就叫它做「葉氏鼻尖線」，很多大人也都還看得到。

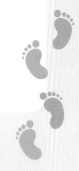

30

尿布疹

★◆★◆★◆★◆★◆★◆★◆★◆★◆★◆★◆★◆★◆★◆★◆

據說有沒有尿布疹，是月子中心照護品質的指標。

大便和皮膚的接觸刺激，是尿布疹的一大原因。雖然大部分的小便會被尿布吸收，但有些會殘留在皮膚的皺摺處，也會刺激皮膚。

最基本的預防和初期的治療，都是以防止大小便的不斷刺激為主。我們常說的「屁屁膏」，裡面幾乎都有氧化鋅。如果已經有尿布疹，我會建議乾脆用氧化鋅就好，因為成分較單純，所以可以放心用好用滿，做好物理性的隔絕，等待皮膚自己慢慢修復。

比較不推薦擦有類固醇成分的藥膏，雖然可能好很快，但也可能衍生出其他問題，例如：皮膚變薄或黴菌感染。

葉勝雄醫師的育兒發燒經

如果尿布疹已經到破皮的程度，有人會選擇不包尿布晾屁股，但是記得不要在家裡趴睡曬屁股喔！因為趴睡是嬰兒猝死的危險因子之一。

有些破皮的地方，我會建議貼人工皮來隔絕刺激，不過還是要看情況，因為大便也有可能會滲入皮膚與人工皮之間，所以還是經醫生評估以後再使用會比較恰當。

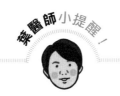

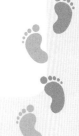

「尿布型念珠菌感染」的照護

最典型的尿布型念珠菌感染，是發病前曾用過類固醇藥膏治療尿布疹，病灶處可看到紅紅一點一點的，有時可看到大點的周圍有小點圍繞，像衛星圍繞著行星一樣，較密集的地方則是連成一片。這時候要捨棄含有類固醇的藥膏，改用專門對抗黴菌的藥膏，通常我會建議外表好了再多擦三天，以避免復發。

嬰兒血管瘤

◆ ★ ◆ ★ ◆ ★ ◆ ★ ◆ ★ ◆ ★ ◆ ★ ◆ ★ ◆ ★ ◆ ★ ◆ ★ ◆ ★ ◆ ★ ◆ ★ ◆

　　之前提到的鮭魚紅斑，雖然一出生就會被發現，但不是真正的血管瘤。真正的嬰兒血管瘤，反而在剛出生時不一定看得到，可能數周後才出現。

　　比較常見的是表淺型，會跟著寶寶一起長大，外觀突起來像草莓一樣的顏色，又稱為「草莓樣血管瘤」。如果是深層的，可能要更晚才會被發現，而且顏色偏向藍紫色。

　　嬰兒血管瘤的生長期有長有短，一般約在七、八個月大左右到達頂點，之後慢慢消退。如果血管瘤太大，或是長在尷尬的地方，例如：五官周圍或肛門附近，那麼可以考慮積極治療，而不是消極等待。

　　另一個要和嬰兒血管瘤區別的是葡萄酒色斑，不會隨著寶寶長大而消失，可以和皮膚科醫師討論適當的治療方式與時機。

嬰兒脂漏性皮膚炎

★◆★◆★◆★◆★◆★◆★◆★◆★◆★◆★◆★◆★◆★◆★◆

　嬰兒脂漏性皮膚炎，在出生兩周後就可能開始出現。最容易辨認的部位是在眉毛和頭皮，會形成痂皮，尤其是在眉毛的內側和頭皮的正上方。

　臉頰的部位也很常見，如果是在這個時候出現，還算好辨認，如果接近兩個月才出現，就要和異位性皮膚炎作區分了。

　上述情況大多會自己好，可以不用治療。如果要洗掉痂皮，光用清水是沒辦法的，可以先抹嬰兒油，半小時後再用清水洗，一次洗掉一部份痂皮，分好幾天完成。

　嚴重的話，請依照醫師的指示擦藥，請不要自己亂塗亂抹喔！

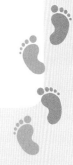

33 新生兒頭部膿皰症

俗稱「新生兒痤瘡」或「新生兒青春痘」，顧名思義，外觀就跟青春痘很像，好發於臉部、脖子、和上半身。很多爸媽聽到會覺得驚訝，寶寶怎麼這麼小就會長青春痘呢？事實上，的確只是外觀長得像而已，本質並不一樣。

新生兒頭部膿皰症的起源，是因為皮脂腺受到賀爾蒙的刺激而分泌，創造出適合皮屑芽孢菌生長的環境，是一種酵母類真菌，而真正的痤瘡則是與細菌感染有關。通常在兩周大時出現，三個月大之前逐漸消失。最好的治療就是觀察，或偶爾可短期使用抗黴菌的藥物。

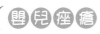**嬰兒痤瘡**

和新生兒痤瘡不一樣，嬰兒痤瘡在兩個月大到十二個月大之間出現，在六個月大到十八個月大之間消失。跟大人的痤瘡很像，是因為賀爾蒙的變化所引起，有一半的病人會留疤。

嬰兒痤瘡不常見，如果有的話，要請醫師評估是否有賀爾蒙相關的問題，例如：性早熟…等。有嬰兒痤瘡的寶寶，預期在進入青春期之後的痤瘡也可能會比一般人嚴重。

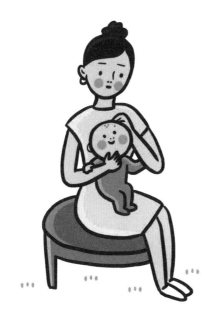

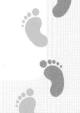

34 痱子

★◆★◆★◆★◆★◆★◆★◆★◆★◆★◆★◆★◆★◆★◆★◆★◆★◆★◆★◆

　　只要因為太熱而來不及排汗，嬰兒就很容易長痱子。痱子會依照位於皮膚的深淺不同而有不同表現，通常越深的會越紅，很表淺的從正面看並不明顯，從側面看或用手電筒平行皮膚表面打光，就會看到「像水珠樣的突起」。

　　痱子來得快，如果環境不要太熱，衣物透氣通風，痱子去得也快。在門診常遇到寶寶昨晚洗澡後突然冒紅疹，爸媽急忙掛今天的號，但是到了現場卻發現疹子已經消失不見了。雖然看不到，但會這樣快速變化的，八成是痱子沒錯了。

粟粒疹、珍珠瘤、邦氏斑

粟粒疹常出現在新生兒的臉上，外觀看起來是獨立的白色小突起，周圍的皮膚正常且不會有紅腫…等變化。可能是分散的一兩顆，也可能同時有很多顆，但很少會像鼻頭的皮脂腺增生那樣的密集。

粟粒疹的本質是一種角質囊腫，同樣的現象如果出現在口腔裡，位於上顎中線附近的，我們稱作「珍珠瘤」，位於牙齦上則稱作「邦氏斑」。也有人把位於牙齦頂端的角質囊腫稱為「牙板瘤」，這個位置常被家屬誤以為是寶寶要長牙了。

以上這些都不必特別處理，長大就會消失了。

異位性皮膚炎

★◆★◆★◆★◆★◆★◆★◆★◆★◆★◆★◆★◆★◆★◆★◆★◆★◆

異位性皮膚炎，通常在寶寶兩個月大後開始發生，有一半在一歲前被診斷，但也有兩成的兒童直到五歲才會出現症狀。

嬰兒時期好發於臉、頭皮、上肢的外側、和下肢的前側。兒童時期，則慢慢轉移到上肢的內側和下肢的後側。也正因為好發位置會隨著年齡而改變，所以稱為異「位」性皮膚炎，不是異「味」性皮膚炎喔！

異位性皮膚炎和遺傳有關。一方面是皮膚的保護屏障較弱，容易受到感染或外界刺激，也容易流失水分。一方面是免疫細胞遇到過敏原的反應太激烈，使得皮膚長期處於發炎的狀態。

這樣的體質，和過敏性鼻炎、氣喘、食物過敏也都有關聯，稱為「異位性體質」。

在急性發作時，皮膚會伴隨紅腫，接著脫皮。變成慢性時，皮膚會增厚，有過度角質化的現象。誘發皮膚癢的因素，包括天氣乾燥、食物過敏、皮膚感染、流汗過多、吸入或接觸空氣中的過敏原，例如：塵蟎、黴菌、動物皮屑…等。

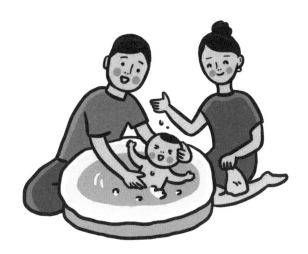

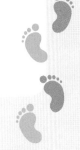

日常清潔保養

清潔和保濕是平常保養的兩大關鍵。

要注意清潔不要過度，以免破壞皮膚原本就脆弱的防護。一般肥皂類都偏鹼性，會洗去油脂讓皮膚更乾燥，不建議使用。平常用清水洗澡即可，如果真的有必要用到沐浴乳或洗手乳，要選擇和皮膚一樣弱酸性的產品。

保濕的部分則要注意油和水缺一不可。如果只有水而沒有油，水很快就會揮發掉；如果只有油而沒有水，那底下的皮膚可能還是乾的。

因此如果是用凡士林或嬰兒油這類只含油的產品，就必須是在皮膚濕潤的時候擦，例如：洗完澡後，才能真的保「濕」而不是保「乾」。乳液同時含有油和水的成分，隨時都可以擦。

情況無法改善時

異位性皮膚炎白天癢，晚上更癢。還不會抓癢的寶寶，可能找到機會就會用臉去摩擦大人的衣物。已經會抓癢的寶寶，因為抓了會讓皮膚發炎更嚴重，陷入越抓越癢、越癢越抓的惡性循環。

因此必要的時候，還是得用藥物去打破這個循環。類固醇目前還是被公認為最有效的藥物，只要依照醫師指示選擇適當強度的類固醇藥膏，通常都能很快改善狀況，就不必一直使用。

有時太癢影響睡眠，也可以服用止癢的藥物。如果皮膚合併細菌感染，也要同時治療才容易改善。

飲食

常有爸媽會問說，是不是要避免吃什麼食物，才能改善異位性皮膚炎？我的觀念是，如果可以用保養的方式把皮膚照顧好，必要時做治療，那麼飲食就不必有太多的限制，也有機會培養耐受性。

當治療也不容易改善，或者只要一吃某種食物就會變很嚴重的時候，才考慮避免某一種食物。舉例來說，如果是對牛奶蛋白嚴重過敏，而媽媽又沒有足夠的母奶時，可以考慮改用完全水解蛋白的配方奶粉。

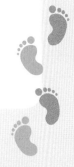

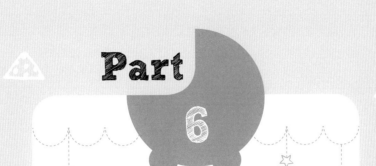

Part 6

副食品的觀念

副食品又稱為「離乳食」，
從喝奶的階段要慢慢往
吃日常食物的方向邁進。
對於副食品，
不同爸媽有自己的看法與喜好，
究竟有哪些派別呢～？

一歲前的三不食物

★◆★◆★◆★◆★◆★◆★◆★◆★◆★◆★◆★◆★◆★◆★◆★◆★◆

蜂蜜

不能吃蜂蜜是因為怕含有肉毒桿菌的芽孢。一歲以下嬰兒的抵抗力弱，肉毒桿菌會在大腸產生毒素，阻礙神經肌肉之間的傳導，使得肌肉無力，若造成呼吸肌肉麻痺則有生命危險。

果汁

一歲前不喝果汁是最近才修改的建議。主要是因為果汁可能造成嬰兒過量的攝取，如果是果泥或水果的原型就比較不會。以往有人會說副食品可以從稀釋的果汁開始，現在則是連果汁都不建議了。

鮮奶

不「喝」鮮奶，是怕一歲前誤用鮮奶取代母奶或配方奶，因為鈣磷比不對，可能造成痙攣。如果是製作副食品時有用到一點鮮奶，或是吃優格，不影響到原本母奶或配方奶的攝取，那就沒有關係。

幾個月開始吃副食品？

★◆★◆★◆★◆★◆★◆★◆★◆★◆★◆★◆★◆★◆★◆★◆★◆★◆★

簡單的說，如果寶寶沒有早產，滿四個月大開始就可以吃副食品。

如果是早產兒呢？有人會用矯正年齡去看，也就是原本的預產期再加上四個月，就是可以開始吃副食品的日期。

不過若是依照上面計算的方式，可能差一天就會差很多。例如：36周又6天出生的早產兒，就會比37周出生的足月兒，晚了三個禮拜才開始吃副食品。因此臨床上，還是會視寶寶的情況給予個別的建議。

很久很久以前有一種說法，認為滿六個月大才開始吃副食品比較不容易過敏，但後來發現剛好相反。因此搜尋網路時要小心，不要查到過時的資訊。

0
9
1

Part
6
副食品的觀念

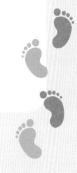

什麼情況要補充鐵劑？

★◆★◆★◆★◆★◆★◆★◆★◆★◆★◆★◆★◆★◆★◆★◆★◆

　　胎兒儲積鐵質的時機主要是在第三孕期，早產兒還來不及儲存足夠的鐵就出生了。加上有的早產兒出生時的體重很輕，出生後體重倍數成長，體內的鐵含量一下子就不夠用，醫生可能會很早就開始幫寶寶補充鐵劑。

　　有些媽媽想哺育純母乳到滿六個月大才開始吃副食品，這個時候會建議從滿四個月大開始補充鐵劑，記得原本的維生素D也要持續補充。如果純母乳的寶寶開始吃副食品但不是吃的很好，或者當出現貧血的徵象時也可以考慮補充鐵劑。

副食品有哪些派別？

★◆★◆★◆★◆★◆★◆★◆★◆★◆★◆★◆★◆★◆★◆★◆★

現在是多元化的社會，網路資訊很發達，當家長問我副食品該怎麼吃的時候，我都會先聲明現在有很多派別，看家長是哪一派的，再叮嚀他們該注意什麼。

大眾派

目前最多人採用的方式，主要是漸進式的概念。例如：滿四個月開始可以先試試看米湯，有很多人直接跳過米湯吃十倍粥（米和水的比例1:10），再慢慢變成七倍粥、五倍粥…等。以紅蘿蔔為例，一開始打泥，再來不打那麼細，再來切成小丁。

食材方面，一個禮拜約可增加兩種新食材，已經吃過沒問題的，可以和新的食物一起吃。而新加入的食材並沒有說要連吃三天，而是嘗試後觀察三天的意思。曾遇過寶寶連吃三天地瓜，結果肚子嚴重脹氣，其實沒有必要這樣。

四到六個月大之間，主要是讓寶寶認識食物的不同味道，因此每天只要吃一次副食品就可以了，沒有要求一定

要吃多少。第一次嘗試的食材，會建議在早上十點左右吃，這樣會有較長的時間觀察寶寶對食物的反應。

六到九個月大之間，每天可以吃兩次副食品，目標是一次可以吃到80ml以上。九個月大到一歲之間，每天可以吃兩次副食品，目標是一次可以吃到120ml以上。以上僅供參考，很多小孩是「三口組」，可能一次只吃三口，也有小孩是小吃貨，吃完還想再吃，最後我們還是以小孩整體的營養狀況為主。

 如何新增食材的順序？

有一個簡單的口訣：「**四米五麥六蛋黃，七肉八魚九蛋白**」

簡單的解釋，滿四個月開始可以吃米精、粥，滿五個月可以開始吃麥精、麵糊，滿六個月可以開始吃蛋黃。滿七個月可以吃肉，例如：雞胸肉，滿八個月可以吃魚，滿九個月可以吃蛋白。

> 母乳天然好配方，四米五麥六蛋黃
> 七肉八魚九蛋白，蝦蟹高敏小心嚐
> 蔬菜水果試多樣，色彩豐富又營養
> 鮮奶果汁先不要，拒絕蜂蜜保健康

滿四個月開始就可以陸續嘗試蔬菜和水果,沒有特別寫在口訣裡面。這個順序只是讓家長有個規則好遵循,並不是一定非照這個順序不可,如果滿五個月就要吃蛋黃也沒關係。

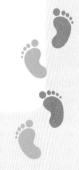 容易過敏的食物越晚吃越好?

很久很久以前認為容易過敏的食物越晚吃越不會過敏,聽起來理所當然,但後來發現恰巧相反。越晚吃只是讓過敏晚一點發生,但同時也降低產生耐受性的機會。早點吃雖然可能早發生過敏,但比較有機會產生耐受性。

我常用睡美人和花木蘭來比喻這兩種概念。雖然睡美人的父親燒掉全國的紡錘,但是在她16歲生日那一天,還是被刺到而沉睡。花木蘭則是從小織布不怕紡錘,長大後甚至還能代父從軍呢!

那有沒有說在多大之前要吃過什麼食物比較好呢?我們再回頭來看這個口訣「四米五麥六蛋黃,七肉八魚九蛋白」。除了滿四個月的這個關卡不能再提前之外,如果能在數字代表的月份左右吃過這些食物,就可以了。

Q 大便裡有原封不動的食物怎麼辦？

常見的是紅蘿蔔、玉米、豌豆…等。其實大人也有類似的情況，例如：金針菇又被稱作「明天見」，因為吃完不好消化，隔天可能就會在馬桶裡看到了。

如果會擔心，下次處理食物的時候可以再弄更碎一點。但其實就算看到原封不動的食物，不代表完全沒有被吸收，也可以等寶寶的咀嚼能力慢慢跟上來就好。

Q 到一歲時的目標？

過了一歲以後，副食品就不是副食品了，應該說是正餐，總量要比奶量多。這時候可以不用另外煮小孩吃的，和大人吃的一起煮就好。因為兩歲前，小孩飲食中油脂攝取的比例本來就要比大人高，所以不用刻意吃清淡。

要稍微處理一下的是「不易咀嚼或咬爛的食物」，例如：太長的蔬菜，會建議剪短一點，避免吞到一半哽在喉嚨。還有五歲以下，不要直接吃整顆的堅果類食物，因為怕嗆到而阻塞氣管。

BLW派

BLW是Baby-Led Weaning的縮寫,是最近新興的方式,我不是這方面的專家,不過可以就我的了解幫助大家認識一下。

BLW最核心的價值是寶寶主導。大家可能一聽到BLW就想到寶寶自己手拿食物的畫面,但那只是一種形式,更重要的是讓寶寶自己決定吃多或是吃少。

所以如果你是因為覺得寶寶吃太少,想要跨進BLW的領域,那麼你(妳)改變的可能不是寶寶的食量,而是自己的心態。

正統的BLW是滿六個月大開始吃副食品,所以如果依照目前兒科醫學會的建議,出生後要補充維生素D,純母乳的話滿四個月後要補充鐵劑。

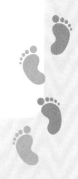

大人派

這一派是大人吃什麼，就給小孩吃一點，正常調味。何時添加哪一種食材，也沒有特定的順序，重點在於「少量多樣化的嘗試」。

這一派算是準備起來最簡單無壓力的一派，對一些家長來說是很大的救贖，不過也有很多家長沒辦法接受一下子就像大人一樣什麼都吃。

泥派

泥派強調打泥的好處，會一直打泥打到一歲以上。在營養上如果有注意，或許不會出問題。但是因為缺乏咀嚼的訓練，語言治療師們已經注意到可能連帶影響正常的發音。

以上派別看似很多，但其實在門診關於副食品的衛教，常常只能點出幾個重要的觀念而已。建議新手爸媽可以買幾本如何製作副食品的書來學習，多看個幾本在觀念上比較不會偏頗。

其實副食品的派別不一定要壁壘分明，舉例來說，可能滿四到六個月大之間是泥派，六個月大到一歲是傳統派，一歲後變成大人派。而爸媽的心態可以是BLW派，不必執著於哪個時期一定要吃多少。

葉勝雄醫師的育兒發燒經

最重要的是，寶寶的成長發育是否有跟上進度，營養是否均衡。在門診看過那麼多寶寶，有吃很多但不胖的，有吃很少但活力十足的，畢竟每個寶寶的體質都不一樣，健康就好。

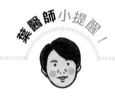

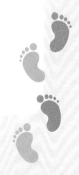

其他食材小提醒－餵食水果或水果時

水果：

在水果方面，要注意蘋果容易造成便祕。因為蘋果含有果膠的成分，如果每天吃，就像在吃止瀉藥一樣，長久下來大便會不順。外皮比較偏綠的香蕉，吃了也可能造成便秘，最好是選擇黃皮且已出現一些黑點的香蕉。

蛋黃：

蛋黃在一開始吃的時候，通常沒什麼問題。但常發現有些寶寶到了某一個階段，只要一吃到蛋黃就會吐，即使只有少量。原因不是很清楚，提醒大家有這個現象，因為很多家長遇到這種情況時會以為蛋黃已經吃過，應該不是蛋黃引起的。如果是這樣，會建議隔久一點再試，例如：隔兩個月以上再吃蛋黃。

41 一歲前不必刻意訓練喝白開水

◆■◆■★■◆■★■◆■★■◆■★■◆■★■◆■★■◆■★■◆◆

　　在門診常常被問，是不是開始吃副食品後就要開始喝白開水？其實沒有一定要，因為水分來自奶類和副食品就夠了，不必再另外喝白開水。有些家長是在餵完副食品以後讓小孩喝點白開水漱漱口，這點如果小孩願意的話倒是沒關係。

　　有些家長則是煩惱寶寶不愛喝白開水怎麼辦？曾經在臉書社團統計過，八個月大不愛喝水的比例是四成，一歲時不愛喝的比例還是四成。依照寶寶腎臟發育的情況，其實一歲以後才是比較適合喝白開水的年紀，因此不用緊張。

　　會不會沒有從小訓練，長大就不愛喝白開水？這其實是多慮了，大家小時候都喝了很多奶，但成人以後也很少有人維持每天喝一杯牛奶的習慣，顯然有沒有從小就愛喝並不是未來愛不愛喝的關鍵。

葉勝雄醫師的育兒發燒經

42

該擔心水中毒嗎？

★◆★◆★◆★◆★◆★◆★◆★◆★◆★◆★◆★◆★◆★◆★◆★◆★

水中毒指的是因為攝取過多水分，但沒有同時攝取電解質，以致於血中鈉離子的濃度降低，變成低血鈉，腦細胞因而水腫所造成一連串症狀，包括極度嗜睡、面無表情、感覺遲鈍、精神錯亂、過度激動、痙攣甚至死亡…等。

水中毒並不是只有嬰兒會，大人在劇烈運動大量流汗之後，如果只喝白開水沒有同時補充電解質時，也可能發生。嬰兒的腎臟因為快速排除身體多餘水分的能力較差，所以相對來說較容易發生。

在一歲之前，我的建議是每公斤體重不要喝超過30cc的白開水，例如：八公斤的寶寶，一天的白開水量如果在240cc以內，就不用擔心。一歲之後，白開水的量就不用特別去算，只要不是硬灌小孩喝水或遇到生病，應該都沒問題。

比較需要注意的是當寶寶腹瀉時，因為同時流失電解質和水分，不要只有讓寶寶喝白開水，最好是正常飲食，或是用口服電解質液來同時補充電解質和水分，才能降低水中毒的風險。

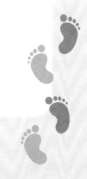

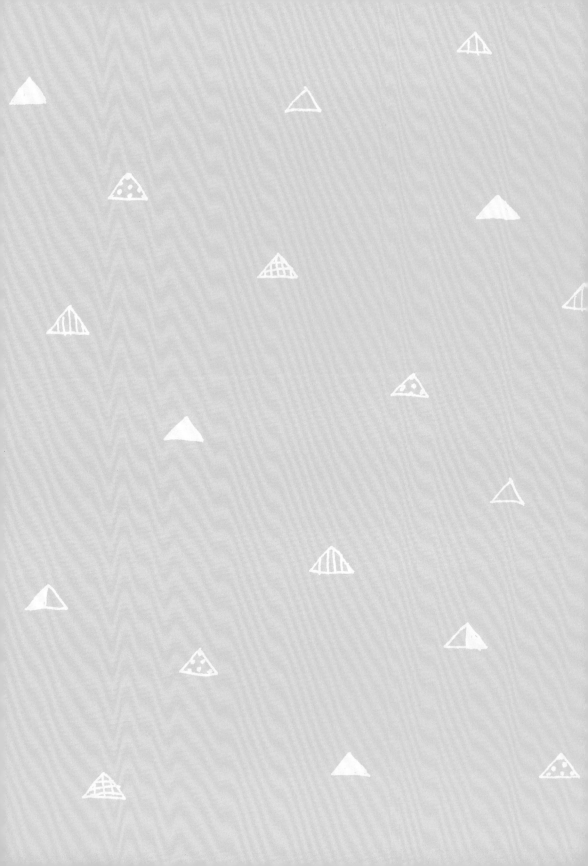

Part 7

育兒發燒經

通常只要寶寶一發燒，

爸媽們就非常擔心！

不過，造成發燒的原因有很多，

透過本章節，先來釐清原因，

以及如何處理才正確，

43

發燒的處理

★◆■★◆■★◆■★◆■★◆■★◆■★◆■★◆■★◆■★◆■★◆

幾度算發燒？

　　以肛溫和耳溫來說，38度以上算發燒。

　　這幾年來，因為常常衛教說38.5℃以上再用退燒藥，導致有些新手爸媽誤以為38.5℃以上才算發燒。其實不是喔！只是說不必一發燒（38℃以上）就急著用退燒藥的意思，有沒有發燒還是以38℃為準。

　　另外，小嬰兒的體溫調節能力比較沒那麼好，如果量到體溫偏高，也要考慮是不是因為穿太多或是包太多。如果沒有畏寒或發抖，可以考慮先去除過多的衣物，觀察體溫能否自然下降。如果還是降不下來，就真的是發燒了。

如何測量體溫？

簡單的説：「三個月大之前量肛溫，三個月大之後量耳溫」。

為什麼是「簡單的説」呢？因為有許多各種不同的説法，例如：有教科書寫説三歲以下量肛溫最準，但寶寶開始好動之後，不太可能讓你好好量肛溫。也有建議説一個月以下的寶寶要量腋溫或背溫，不過很多嬰兒室其實都還是以量肛溫為主。

因為量體溫的工具會不斷創新與進步，建議最簡單的方式就是詢問寶寶出生的醫院怎麼幫寶寶量體溫？例如：有些醫院會讓你帶寶寶專屬的肛溫計回家，回家以後就依照醫院量的方式即可。

耳溫槍則建議在購買前先確認適合使用的年齡，而且要定期校正，否則可能會不準。

因為耳道是彎曲的，**所以量耳溫時，要先把耳朵往後或往後上方拉，將耳道盡可能拉直後，再用耳溫槍對準耳道中央測量耳膜的溫度。**如果同時間量好幾次都不一樣，應以最高的那一次為準。

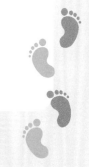

為了避免因為體溫計不準而判斷錯誤，建議平常就要量看看小孩沒發燒時的正常體溫大概是幾度。這樣一來，只要量到的體溫突然變高很多，就要注意是不是有發燒，避免因為體溫計不準而延誤就醫的時間。

退燒藥的使用

未滿一個月的寶寶發燒時，不建議使用退燒藥，因為這時候的發燒可能很嚴重，幾乎都要住院作詳細檢查。此時退不退燒並不是治療的重點，趕快就醫才是。

六個月以內，如果要用退燒藥的話，建議用乙醯胺酚（Acetaminophen），兒童常見的中文藥品名是「安佳熱」，成分就和大人的「普拿疼」一樣。

六個月以上，也可以使用布洛芬（Ibuprofen），實際使用起來的退燒效果比乙醯胺酚好，兒童常見的中文藥品名是「依普芬」、「舒抑痛」、「炎熱消」、「馬蓋先」。

要提醒家長的是，餵藥時不要只看顏色，還是要看清楚藥名喔！因為同一種成分可以作成不同顏色的糖漿，顏色只是代表口味不同而已。

常有家長會問退燒藥要隔多久才能再使用？**原則上，同一種成分的退燒藥，至少要間隔四小時以上才能再使用一次，以避免過量；不同種成分的退燒藥，至少要間隔一小時以上才能再使用另一種，以避免體溫突然降太低。**

至於退燒塞劑，並不建議作為常規使用，能口服的話，還是盡量用口服的退燒藥就好，避免體溫一下子降太快，或造成腹瀉…等副作用。

其他退燒方法？

這裡打了個問號。因為除了吃退燒藥可以降低發燒的最高點之外，其他的方法大多只是物理性的散熱。

在使用這些方式前，我們要**先判斷小孩是處於體溫上升或下降的階段**。如果小孩覺得冷（畏寒）或正在發抖，那麼應該幫助他保暖，讓體溫到達設定的溫度，才能減緩不適的感覺。如果這個時候讓小孩睡冰枕，反而更會發抖。

如果小孩已經在冒汗，或是覺得很熱了，這時候要去除多餘的被蓋或少穿一點衣服，讓他（她）能適當的散熱。有古老的說法說要把汗逼出來燒才會退，但這應該是用在體溫上升的階段，而不是在體溫要下降的時候還不讓體溫降下來。

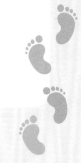

用溫水擦身體，藉由水分的揮發帶走身體的熱量，同樣也適用在體溫下降的階段，並不適合用在體溫未達高點時。

有些古老的方法反而有害，例如：用酒精擦身體，雖然會有涼涼的感覺，但事實上會造成毛孔收縮，反而更不利於散熱。

因此，如果真的要讓小孩不要燒那麼高，退燒藥是最直接的方法。其他的方式如果用錯時機，反而可能讓小孩更不舒服，所以要審慎使用，或者乾脆不用。

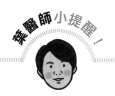

葉醫師 小提醒！

半夜發燒要送急診嗎？

因為網路的發達，常常在很晚的時候收到訊息，問說小孩現在發燒要不要到急診？其實爸媽可以先讓寶寶吃家裡有的退燒藥，如果燒退後的精神活動力還不錯，可以等到白天再看兒科門診，先吃退燒藥並不會影響醫生的診斷。

除非寶寶活動力很差、呼吸急促、意識不清、或有痙攣…等緊急情況，否則不必急著跑到急診。因為到急診之後，第一件事情通常也是退燒，小孩常常退燒之後就又活蹦亂跳了。

未滿三個月的寶寶發燒
要特別注意

　　一般遇到小孩發燒時，爸媽都會比醫生緊張。唯獨在遇到未滿三個月的寶寶發燒時，兒科醫師反而比爸媽更擔心，因為不管是菌血症、泌尿道感染、腦膜炎⋯等嚴重疾病，都可能只有和感冒一樣的發燒而已。

　　未滿三個月寶寶的發燒，大多會建議住院作詳細的檢查，雖然最後有驚無險的機會很大，但不怕一萬，只怕萬一，還是小心一點好。

　　也正因為如此，如果有人問說寶寶幾個月大比較能帶出門，我的建議是三個月大以後。否則即使只是感染到普通感冒造成發燒，也會讓人傷透腦筋。同樣的，家人如果有感冒，也請盡量做好隔離，減少傳染的機會。

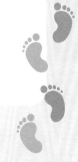

45 發燒是否超過三天是關鍵

✦★★★★★★★★★★★★★★★★★★★★★★★★★★★★★✦

大部分病毒造成的感冒或腸胃炎,發燒都不會超過三天,所以三天以內反覆地發燒,只要退燒後的精神活動力還不錯,醫生通常較不擔心。如果反覆發燒超過三天,也就是七十二小時以上,事情可能就不單純了。

容易發燒超過三天的病毒包括腺病毒、EB病毒、疱疹性齒齦口腔炎。或者本來病毒感染的燒應該要退了,但因細菌趁虛而入造成併發症,例如:中耳炎或鼻竇炎,所以燒一直退不了或又再燒起來。另外也要考慮是否為泌尿道感染。

燒五天以上的川崎氏症

川崎氏症是大家必須知道的疾病,當發燒超過五天時,更要留意症狀是否符合川崎氏症的定義,因為川崎氏症可能會影響到冠狀動脈,造成動脈瘤。

診斷川崎氏症的必要條件是發燒超過五天,另外要符合五個主要特徵中的四個以上,主要特徵包括:

1. 手心腳底發紅，手腳水腫。第二第三周後，指甲和趾甲周圍脫皮。
2. 身上出現紅疹，可有多種不同型態。
3. 雙側非化膿性結膜充血。
4. 嘴唇紅到乾裂，出現草莓舌，口腔黏膜和喉嚨都充血。
5. 頸部淋巴結腫大超過1.5公分，通常為單側。

此外，如果有打卡介苗，疤的部位可能也會發紅。

其實我們最關心的是冠狀動脈是否產生病變，因此不一定非要等到燒超過五天或集滿四個次要條件才去作心臟超音波的檢查。

如果發燒超過五天，而且超音波或血管攝影已經發現冠狀動脈有異常，即使符合不到四個主要特徵，還是可以下川崎氏症的診斷。如果已經符合四個以上的主要特徵，也可能在第四天就下川崎氏症的診斷。已經治療過許多病人的臨床醫師，甚至可以更早就下這個診斷。

有些疾病會很像川崎氏症，例如：腺病毒或猩紅熱，因此也不要只想川崎氏症一個診斷，一直想會越想越像，退後一步看寬廣一點，說不定是其他疾病。治療會用到靜脈注射免疫球蛋白和阿斯匹靈，及早治療可以降低冠狀動脈疾病產生的機率。

靜脈注射免疫球蛋白之後，有些活性疫苗要延後施打，例如：麻疹腮腺炎德國麻疹混合疫苗、水痘疫苗、日本腦炎活性減毒疫苗；有些活性疫苗則不影響，例如：口服輪狀病毒疫苗和卡介苗。

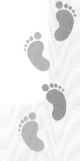

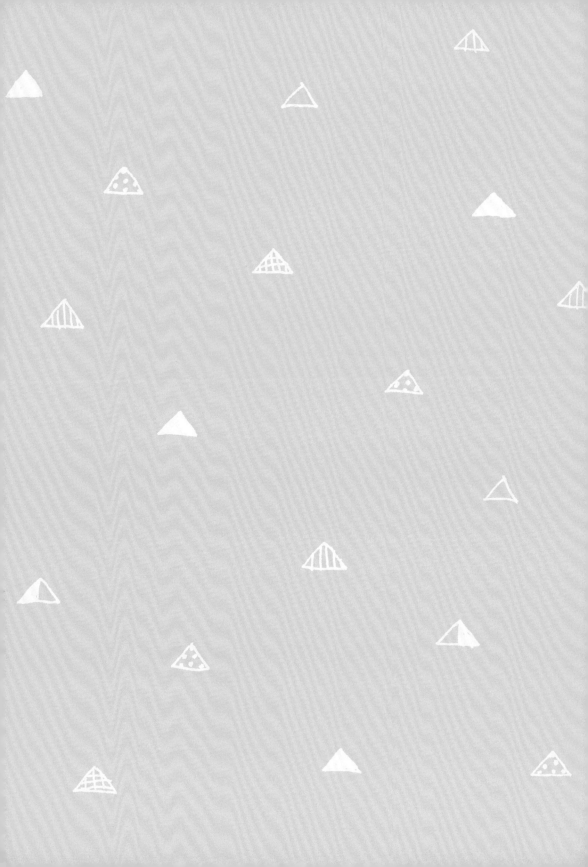

Part

8

容易高燒的疾病

流感、泌尿道感染、腺病毒、

EB病毒…等疾病若發生在寶寶身上，

也都可能引起發燒，

甚至是高燒的反應，

需要爸媽們特別留意當心。

流感

★◆★◆★◆★◆★◆★◆★◆★◆★◆★◆★◆★◆★◆★◆★◆★◆★◆

「流感」是專門指「流感病毒」所造成較嚴重的疾病，前者是疾病的名稱，後者是病毒的名稱。流感好發在冬天，但因為流感病毒傳播的速度很快，有時新的流感病毒出現，即使在夏天也可能造成大流行。

最典型的症狀是高燒、頭痛、肌肉痠痛、極度倦怠。大人如果出現這些症狀，流感的機率很大。不過對小孩來說，一般感冒也可能會發高燒，而且沒辦法準確表達頭痛和肌肉痠痛，**因此當下的流行趨勢及接觸史是很大的判斷依據。**

流感最怕的是併發症，除了肺部以外，還有神經系統、心肌炎、心包膜炎或侵襲性細菌感染…等。因此除了發燒以外，小朋友的活動力更是重要的參考依據。

那「類流感」又是什麼呢？**政府在提供公費的「克流感」時，考量到流感快篩的敏感度不是百分之百，因此並沒有把快篩陽性列入給藥的必要條件，而是看病人流感重症的風險大不大以及是否有接觸史⋯等。**所以「類流感」的意思是很像「流感」，但未經過快篩或培養證實是流感病毒所造成的。

　　相反的，被傳染到流感病毒也可能只出現像一般感冒的症狀，甚至沒有症狀，像這樣的病人就不一定要快篩，也不一定需要使用「克流感」。

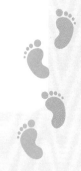

47 玫瑰疹

★◆★◆★◆★◆★◆★◆★◆★◆★◆★◆★◆★◆★◆★◆★◆★◆

「燒三天、停一天、第五天出疹子」是一般玫瑰疹典型的症狀。

一開始是以反覆高燒為表現，玫瑰疹的特色是在高燒的時候，有的寶寶的精神活動力還是很好，看起來不像生病的樣子。除了高燒之外，幾乎沒有其他的症狀。**但有的寶寶的大便會變比平常稀，但還不到拉肚子那麼嚴重。如果同時有咳嗽或流鼻涕的**，通常是上一次感冒還沒好所留下來的症狀。

不過在疹子出現之前，沒有人有把握最後一定會出疹子。因為即使是感染到會產生玫瑰疹的病毒，西方人約四分之一會出疹子，東方人約四分之三會出疹子。驗尿可能會出現類似泌尿道感染的檢驗結果，所以太早驗尿也會產生困擾，一般來說，如果反覆發燒超過七十二小時，驗尿排除泌尿道感染是合理的時機。

典型的疹子從背部開始長起，蔓延到肚子和前胸，再到臉部和四肢，從出現到消失的時間前後約三天。不過玫瑰疹又叫做「猝發疹」，也有可能幾個小時就消失不見了。

　　有個有趣的發現是，得到玫瑰疹的寶寶在這段時間會特別黏人，算是一種非正式的診斷依據。

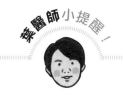

葉醫師小提醒！

發燒的試煉

通常家長在寶寶長過玫瑰疹之後，對發燒就比較不那麼恐懼了。根據個人非正式的觀察，醫生的小孩得到玫瑰疹，會燒比一般小孩久（也可能是醫生比較有警覺心，小孩一燒就發現），等到醫生自己受不了想幫小孩驗尿液時，大概過了半天，疹子就長出來了。

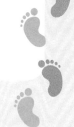

48 泌尿道感染

葉
勝
雄
醫
師
的
育
兒
發
燒
經

★◆★◆★◆★◆★◆★◆★◆★◆★◆★◆★◆★◆★◆★◆★◆★◆

　　泌尿道感染和玫瑰疹一樣，幾乎沒有咳嗽、流鼻涕、
吐、拉肚子…等症狀，如果有的話，也可能是之前就得到
還沒好的，差別在玫瑰疹會有喉嚨發炎的現象，泌尿道感
染本身不會。大一點會表達的小孩，可能會有頻尿、小便
疼痛的感覺。

　　女寶寶因為尿道短，泌尿道感染的機會比較高，在擦拭
糞便的時候要注意方向，要由前往後，避免讓腸胃道的細
菌跑到泌尿道造成感染。膀胱輸尿管逆流，會讓細菌有機
會從膀胱經由輸尿管跑到腎臟，增加泌尿道感染的機會。

　　現在很多醫院或診所會在寶寶出生後就進行超音波檢
查，如果發現有水腎或腎盂擴張的情形，因為和膀胱輸尿管
有關連，面臨無症狀純發燒時，可以考慮提早幫小孩驗尿。

　　泌尿道感染要用抗生素治療一個療程，年紀越小、燒越
高、燒越多天，越需要考慮住院治療。

疱疹性齒齦口腔炎

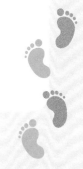

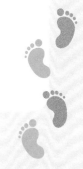

★◆★☆★◆★☆★◆★☆★◆★☆★◆★☆★◆★☆★◆★☆★◆★☆★◆★☆★

是由單純疱疹病毒所引起，一開始因為嘴巴裡面有破洞，很容易和腸病毒產生混淆。但接下來牙齦開始紅腫，稍微接觸到就可能滲血，出現腥臭味，慢慢可以和腸病毒區分開來。

有的病人即使閉著嘴巴也可以看到嘴唇上有潰瘍。口水很容易傳染病毒，包括自己傳染給自己，例如：嘴唇外圍如果接觸到口水也可能會長水泡。如果寶寶愛吃手，手指頭也會長水泡。**要特別小心不要讓口水接觸到眼睛。**

疱疹性齒齦口腔炎會讓整個口腔都有很厲害的發炎，所以發燒也是既高又久，燒到一個禮拜是常有的事。有時候會固定時間讓寶寶吃退燒藥，除了退燒以外，也減輕疼痛。

對小孩來說，另一個重大的影響是進食，因為吃東西實在是太痛了。整個病程約要兩個禮拜才能完全痊癒，要注意寶寶水分的攝取是否足夠，避免脫水，必要時可以吃冰淇淋補充熱量和水分，先救急再說。

50 EB病毒

★◆★◆★◆★◆★◆★◆★◆★◆★◆★◆★◆★◆★◆★◆★◆★◆★◆

EB病毒的全名是Epstein-Barr virus，E和B都是人名的縮寫，沒有特別的意思。

人的一生有超過95%的機率會被EB病毒感染，差別在早跟晚而已。大部分的人被感染不會有明顯的症狀，但少部分的人被感染會引起嚴重的症狀，在小孩身上最常見的是發高燒，可以燒到一個禮拜。

小孩感染EB病毒致病時，除了高燒以外，在某個時間點，可能可以看到兩邊的扁桃腺被整片厚重的滲出物所覆蓋，如果錯過這個時間點，可能只能看到少量的滲出物。**所以有時會跟爸媽說，發燒還是要先看醫生，不要等燒好幾天才來，有些徵象如果可以在第一時間看到，醫生會比較好診斷。**

感染性單核球增多症

感染性單核球增多症，有九成以上是因為感染EB病毒所造成。在青少年的潛伏期可以長達三十到五十天，兒童可能稍短一點，因為潛伏期太長，對兒童來說很難追溯感染的來源。

症狀主要包括可長達一個禮拜的發燒、還有喉嚨痛、頭痛、肚子痛、肌痛、噁心、全身無力、倦怠…等。有九成的病人會有廣泛的淋巴結腫大，尤其是手肘內側的肱骨內上髁淋巴結腫大，特別與這個疾病有關。

有一半的病人脾臟會腫大，因此要小心不要受到外力撞擊，雖然機率很小，但還是有可能造成脾臟破裂。有一成的病人肝臟腫大，更常看到的是肝功能指數上升。

在上顎的硬顎和軟顎交界處，常可看到出血點。眼皮浮腫也是一個特色，曾遇到一個病人因為這樣還先去看眼科，其他病人則是在詢問之後，家長回想起在一開始的確有眼皮浮腫的現象。

疾病的本身就可能會出現紅疹。有些病人則是在診斷未明之前使用抗生素後才出現紅疹，雖然這代表抗生素其實是不必要的，但有時這個現象也提供了診斷上的參考。

「愛麗絲夢遊仙境症候群」是另一個感染EB病毒之後可能出現的症狀。因為影響到視覺，看東西時的外型、大小、空間關係會錯亂，就像進入愛麗絲夢遊仙境的場景一樣。另外，也可能出現痙攣、腦炎、腦膜炎…等其他神經學的症狀。

治療以症狀治療為主，在嚴重的病患身上，特別要注意呼吸道的暢通和血液學上的變化，會建議住院觀察。

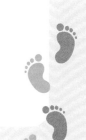

腺病毒

★◆★◆★◆★◆★◆★◆★◆★◆★◆★◆★◆★◆★◆★◆★◆★◆★◆

腺病毒有時會燒三到五天，挑戰爸媽的理智線。

腺病毒在媒體較少被提及，可能是因為沒有特效藥，而且除了在軍隊以外也很少有疫苗可使用。其實腺病毒是一個大軍團，不惶多讓，有六十幾種，影響所及從呼吸道、腸胃道、泌尿道（例如：出血性膀胱炎）、一直到眼睛都有可能。

最典型的症狀是高燒、喉嚨發炎、非化膿性結膜炎、耳前和脖子的淋巴結腫大，稱為「咽結膜熱」。腺病毒的喉嚨發炎，常可在扁桃腺上看到白色的滲出物，要和EB病毒或A族鏈球菌做一下區分。腺病毒也可能出現皮膚紅疹，通常在還沒退燒前就出現了。腺病毒又被稱為「泳池熱」，常和到游泳池游泳有關。

眼睛的症狀大多不需要治療，如果太嚴重，例如：出現畏光的情形，建議讓眼科醫師檢查一下是否影響到角膜。腺病毒也可能造成肺炎，而且在臨床上的表現很像細菌性肺炎，要特別小心。

腺病毒也有快篩可以做，不過因為沒有特效藥，快篩也只是為了確定診斷。例如：有的腺病毒也會出現口腔潰瘍，位置通常在懸雍垂的水平線附近或下方，快篩可以幫助判斷，如果確定是腺病毒就知道不是腸病毒。

因為可能會燒很多天，如果小孩燒退後的活動力還不錯，就不用太擔心。

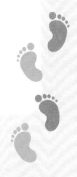

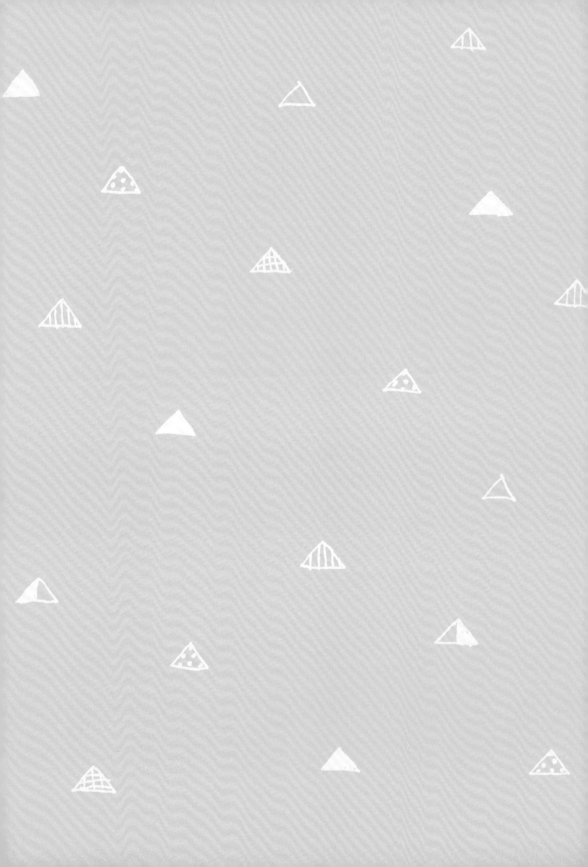

Part 9

門診常見疾病

小兒科醫師要看的疾病很雜很多，

而且有時看的不只是病徵，

還要安撫爸媽們的擔心情緒。

特別把小兒門診的常見疾病匯整起來，

讓大家有個初步認識。

52 疾病和病原體的關係

★◆★◆★◆★◆★◆★◆★◆★◆★◆★◆★◆★◆★◆★◆★◆★◆★◆

疾病和病原體的關係，大約可以分成四種：

1. 大的疾病分類，例如：感冒，很多病毒都有可能造成。
2. 幾乎是一對一的關係，例如：疱疹性齒齦口腔炎，從症狀就幾乎可以斷定是單純疱疹病毒引起。
3. 同一個病原體但可能造成不同症狀，例如：肺炎鏈球菌可以造成鼻竇炎、中耳炎或肺炎。
4. 不明原因，例如：川崎氏症。

我們在看報章雜誌或網路媒體時，常常是用病毒或細菌的名稱來當新聞的標題，再寫說會出現什麼症狀。然而在臨床上，更多時候我們遇到的情況是反過來的，**一開始面臨的是一堆症狀的組合，不是每次都能一下子就判斷出是哪一種病原體所造成的。**

葉勝雄醫師的育兒發燒經

尤其是感冒，如果只是發燒、流鼻水、咳嗽，然後就好了，根本無從判斷是冠狀病毒、腺病毒，或是鼻病毒…等。甚至連腸病毒家族的成員也可能只會造成感冒症狀，不一定是我們所熟悉的手足口症或咽峽炎。

我們也不太可能每次感冒都去做病毒培養。

因此在臨床上，我們是以症狀的類型去做初步的診斷，只有在症狀夠典型的時候才有辦法說出是什麼病原體造成的。除了細菌感染和流感病毒有特別的藥物可作針對性的治療之外，其他病毒都還是以症狀治療為主，辨別出哪一種病毒也許有助於推測接下來的發展，但不影響治療。

雖然，一下子就能說出是什麼病毒感染的醫生感覺很厲害，但有多少證據做多少診斷其實才是最踏實的。如果在疾病的一開始，就一頭就栽進去某個病毒的診斷裡，會越看越覺得像某個病毒所造成的，但如果把視野放大，其實是很多病毒都會有的共同表現。

就像澎湖七美的雙心石滬一樣，魚兒從小洞游進石滬裡，就不容易再游回大海。在診斷上也是一樣，可以懷疑是某個病原體引起的，但不要見樹不見林，說不定還有其他更大的可能性。

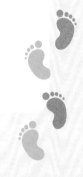

53

一般感冒

★◆★◇★◆★◇★◆★◇★◆★◇★◆★◇★◆★◇★◆★◇★◆★◇★◆

認識一般感冒的症狀很重要，如果不熟悉一般感冒的症狀，很容易以為一有黃鼻涕就是鼻竇炎，多吃了很多不必要的抗生素，或是感覺太久還沒好，就先被貼上過敏的標籤。

一般感冒的前三天可能會有反覆的發燒，一開始流透明的鼻水，慢慢變成白色的鼻涕，後期會有幾天的黃鼻涕，量由多變少。咳嗽通常比鼻涕稍晚幾天發生，也稍晚幾天結束。小孩子感冒的病程，前後約兩個禮拜，沒錯，比想像中久。

一般感冒，不一定要吃藥，但最好還是讓醫生檢查一下，畢竟有沒有中耳積水，有沒有喘鳴聲，這些是家長在家裡觀察不來的。症狀治療的藥物可以緩解不適的症狀，也可以藉由症狀是否改善，來判斷是不是有感冒的併發症，例如：鼻竇炎。

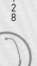

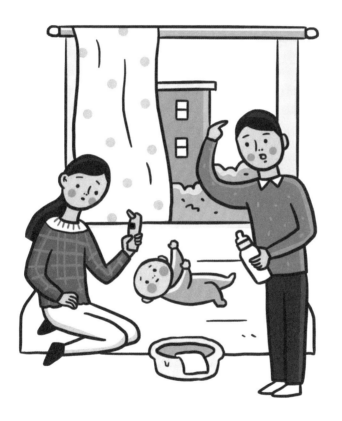

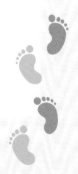

54

感冒常見併發症

★◆★◆★◆★◆★◆★◆★◆★◆★◆★◆★◆★◆★◆★◆★◆★

鼻竇炎

鼻竇炎其實不一定要照X光，是一個從臨床症狀就可以下的診斷。但也絕對不是有黃鼻涕就一定是鼻竇炎，因為在一般感冒的後期也可能會有黃鼻涕。為了避免鼻竇炎的診斷太浮濫，最好先想看看是像哪一型的鼻竇炎？

- 第一型：感冒超過十天還沒有改善的跡象，即使用了症狀治療的藥物也一樣。
- 第二型：感冒已經快要好了，卻又突然變嚴重，例如：本來沒咳了卻又開始咳，本來沒燒了卻又開始燒，或是本來沒咳，快好了才出現咳嗽。
- 第三型：超過三天的黃綠膿鼻涕，再加上有出現39℃以上的高燒。

這三型是適用於一到十八歲的小孩。如果症狀和這三型都不像，那麼就要稍微懷疑一下鼻竇炎這個診斷，有沒有可能只是一般感冒而已？

第二型和第三型可以直接用抗生素治療，第一型可以選擇直接用抗生素治療或是再觀察三天，如果有改善就不必用抗生素。

一旦開始使用抗生素就要有完成一個療程的決心，並在三天內評估是否有改善，再決定要不要換不同的抗生素。如果只用三天，或是中途任意停用，有可能沒殺光細菌，反而還幫細菌篩選出對抗生素比較有抵抗性的一群。

中耳炎

中耳炎常見的症狀是半夜耳朵痛，或是感冒的後期突然又發燒。小小孩可能不會像大小孩一樣說耳朵痛，而是用躁動、吃不好、睡不好來表現，也可能會再加上有拉耳朵的動作。

對醫生來說，中耳炎要透過耳鏡看，不像X光一樣容易教學，所以醫生自己累積的經驗也很重要。而且不能有太多的耳垢擋住視線，燈光要夠亮，角度要對準，如果遇到不配合的小孩，可能只有0.1秒的時間可以看。醫生甚至還要練習視覺暫留的功夫，看到耳膜後馬上閉起眼睛讓影像停留久一點。

中耳炎大部分要用抗生素治療，尤其是兩歲以下的小朋友。如果是兩歲以上較不嚴重的中耳炎，不一定要馬上用抗生素，也可以過兩三天再讓醫生檢查一次。抗生素的療程至少十天，低於十天的話較容易治療失敗，特別是在兩歲以下的病人。

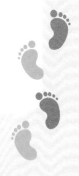

急性細支氣管炎

★◆★◆★◆★◆★◆★◆★◆★◆★◆★◆★◆★◆★◆★◆★◆★◆

　　兩歲以下的小朋友，較容易得到急性細支氣管炎，病程比一般感冒更久，約三個禮拜。主要引起急性細支氣管炎的是呼吸道融合病毒，病毒在體內的移動快速，常常一開始就鼻涕和痰一起來，既流鼻涕又有咳嗽。

　　醫生聽診時可以在肺部周邊聽到明顯的痰音，也可以聽到喘鳴的聲音。跟氣喘不太一樣，但如果小時候常得到急性細支氣管炎，長大以後有氣喘的機率會比較高一點。

　　治療上還是以症狀治療為主，較為嚴重的可能要住院治療。較嚴重的症狀包括吸氣時肋骨下有明顯的凹陷、胃口少到不到平常的三分之一、呼吸急促、活力欠佳…等。住院可能會睡氧氣帳，讓寶寶的呼吸可以不用那麼費力。

哮吼

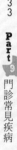

★◆★◆★◆★◆★◆★◆★◆★◆★◆★◆★◆★◆★◆★◆★◆★◆★◆★◆★

哮吼的特色是像狗吠一樣響亮的咳嗽聲，聽到這樣的聲音，彷彿可以感覺到身體奮力用咳嗽撐開發炎水腫的聲帶。較輕微的可能很少咳嗽，但是聲音會沙啞，或是用力吸氣時才聽到阻塞的聲音。嚴重者在吸氣時會看到胸骨以上有明顯的凹陷。

最常造成哮吼的是副流感病毒，其次還有腺病毒或呼吸道融合病毒…等。嚴重者可能需要吸入藥物治療、肌肉注射或口服類固醇，但是在藥效過後有可能再復發，要持續留意。

要注意的是和哮吼症狀類似的急性會厭炎，主要是由B型流感嗜血桿菌所引起，很容易阻礙呼吸道，要積極地處理。雖然五合一疫苗裡面已經有針對B型流感嗜血桿菌做預防，但我們還是要記得有這個可能性。

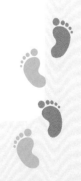

57 肺炎

★◆★◆★◆★◆★◆★◆★◆★◆★◆★◆★◆★◆★◆★◆★◆

　　肺炎通常指的是細菌感染所引起，容易高燒不退又咳得很兇的疾病。聽診時有可能聽到肺部實質化以後的聲音。簡單的說，肺部本來應該是充滿空氣的，被細菌大舉入侵之後，空氣減少，聲音的傳導變好，聽診時在肺部的周邊聽到的反而是原本該在氣管附近出現的聲音。

　　胸部X光是很好診斷的工具。依照浸潤程度的不同，可以分成支氣管肺炎、大葉性肺炎，嚴重者可能併發肋膜積水，甚至變成膿胸。有時肺部下葉的肺炎可能用肚子痛來表現。細菌性的肺炎要用抗生素治療，輕微的可以口服，嚴重的要住院觀察。

　　常聽到的還有黴漿菌肺炎，最常見的表現是久咳不癒，咳超過兩個禮拜，臨床表現比較少像細菌性肺炎那麼來勢洶洶。胸部X光有一個特色，是有可能和你聽診時所臆測的表現不一樣。

黴漿菌的治療在很久以前是用紅黴素，後來抗藥性太高幾乎沒效了，目前較常用的是阿奇黴素。黴漿菌很少在短時間內重複感染，如果症狀在一般感冒的範圍內，不必急著下黴漿菌的診斷，以避免濫用抗生素。

　　病毒本身也可能造成肺炎，例如：腺病毒和流感病毒，一旦變成肺炎，對呼吸的影響可能比細菌性肺炎更大，而且有三分之一的病毒性肺炎最後會伴隨著細菌感染，不能掉以輕心。

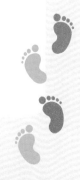

腸病毒

★◆★◆★◆★◆★◆★◆★◆★◆★◆★◆★◆★◆★◆★◆★◆★◆★◆

　　這裡要談的腸病毒是針對咽峽炎和手足口症這兩種表現。在門診常遇到焦急的爸媽問小孩是不是得到腸病毒？如果醫生說沒有，指的也是沒有咽峽炎或手足口症所造成的口腔潰瘍、皮膚紅疹或水泡，但其實有的腸病毒所造成的症狀可能和感冒很像，並沒辦法從外觀上作區分。

　　咽峽炎的口腔潰瘍較集中於懸壅垂上方的軟顎處，而手足口症的口腔潰瘍較分散不集中。手足口症還會有皮膚上的紅疹或水泡，在手、腳、肛門周圍都有可能出現。因為腸病毒有許多種，水泡的大小也不一，大部分的紅疹不會癢，但有的會。有的患者甚至在痊癒之後好幾個禮拜，才開始掉指甲或趾甲。

特別要注意的是腸病毒重症的前兆，包括「嗜睡、嘔吐、手腳無力」，另外還有睡覺時頻繁出現肌躍型抽搐，三歲以下發燒超過三天…等。如果有這些症狀都要盡快請醫師評估，較嚴重者可能要住院觀察。腸病毒重症包括心肌炎、腦炎…等。

咽峽炎和手足口症的症狀看起來嚇人，不過絕大多數都會自己慢慢痊癒，約七到十天。照顧上主要是看口腔潰瘍對進食的影響，食物可能要偏涼偏軟，小孩比較好入口。如果胃口很差，冰淇淋在這個時候是被允許的，雖然不營養，但至少先顧好熱量與水分。也有的小孩幾乎不影響食慾，正常吃就好。

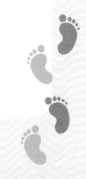

59　A族鏈球菌咽喉炎

★◆★◆★◆★◆★◆★◆★◆★◆★◆★◆★◆★◆★◆★◆★◆★◆★◆★◆

　　A族鏈球菌會造成喉嚨發炎、喉嚨痛、和發燒。好發年齡是五到十五歲，很少會在兩三歲以前發生。A族鏈球菌造成的發燒通常不會太高，而且很少會咳嗽或流鼻涕，除非本來就有感冒還沒好。

　　檢查可發現扁桃腺腫大，而且常覆蓋有滲出物。懸壅垂也會紅腫，在軟顎和咽喉後壁可能會出現出血點。舌頭的乳突因為發炎而突起，像草莓舌，從一開始的白色變成後來的紅色。另外，頸部的淋巴結可能會腫痛。

　　A族鏈球菌即使沒有用抗生素治療，也不會燒太多天，五天內大多會好。因此如果使用抗生素還是燒很高或燒很多天，那很可能就不是A族鏈球菌造成的。

不過臨床上如果診斷為A族鏈球菌感染，還是會用抗生素，因為使用一天就能讓傳染力大幅降低，讓病人提早痊癒，更重要的是能預防急性風濕熱。但急性鏈球菌感染後腎絲球腎炎，就沒有辦法透過使用抗生素來預防，因此在感染A族鏈球菌咽喉炎之後的一兩個禮拜，要注意有無血尿或水腫的情況，有的話就要進行驗尿⋯等檢查。

猩紅熱

　　A族鏈球菌會製造毒素，可能在身體起紅疹，稱為「猩紅熱」。紅疹像砂紙一樣粗糙，從脖子周圍、臉部、逐漸擴散到全身，在皮膚皺摺處特別明顯，但較不侵犯嘴巴周圍，因此會圍成一圈白色。在紅疹逐漸退去之後，會像曬傷一樣脫皮。除了喉嚨以外，身體傷口的感染也可能造成類似猩紅熱的表現。

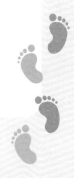

60

病毒性腸胃炎

☆◆☆★◆☆★◆☆★◆☆★◆☆★◆☆★◆☆☆★◆☆★◆☆★◆

急性腸胃炎最典型的症狀是先吐後拉，前一兩天吐，接著拉肚子。但有的腸胃炎可能只有吐，有的腸胃炎也可能只有拉肚子。可能伴隨發燒，一般不超過三天。

最常聽到造成急性腸胃炎的是諾羅病毒和輪狀病毒。以前在兒科病房裡，住了很多因為脫水或痙攣而住院的輪狀病毒病童。近年來，因為輪狀病毒口服疫苗的普及，已經大幅減少這樣的案例。輪狀病毒的特色是一開始可能會先有像感冒的症狀，後來才開始拉肚子，嚴重者可拉到一個禮拜。

諾羅病毒的特色是吐，在頭一兩天有很嚴重的嘔吐。有的人吐完可能會接著拉肚子，但來得急去得快，一般不會拉超過三天。諾羅病毒的傳染力很強，常因為被汙染的飲食而造成大規模感染，而且潛伏期短，大約只有十二個小時，常在大型活動之後被誤以為是食物中毒。更常見的是一家大小，先後得到諾羅病毒，如果是輪狀病毒，則通常只會影響小孩。

治療上，首先要注意的是有沒有脫水？脫水最直接的表現就是體重減輕，其他還有尿量變少、眼淚變少、眼窩凹陷、前囟門凹陷、手腳冰冷…等。較輕微的脫水，可以用口服電解質液來補充。

口服電解質液和運動飲料不一樣，電解質的濃度和醣類的濃度都經過設計，是最適合的黃金比例，因此不能隨便用運動飲料來代替，不管運動飲料有沒有經過稀釋都一樣。

飲食上，出現吐的症狀時，要避免容易脹氣的食物，盡量減少奶類的比例。出現拉的症狀時，要避免太油或太甜的食物，但也不宜過度清淡，因為如果太清淡不夠營養的話，反而不利於腸胃道的恢復，小孩也沒有體力、好得慢。小嬰兒如果拉得太厲害，例如：拉到尿布疹破皮一直好不了，可以考慮使用兩星期的無乳糖配方奶粉，期滿再直接換回原來的配方。

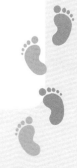

61

沙門氏菌腸胃炎

★◆★◆★◆★◆★◆★◆★◆★◆★◆★◆★◆★◆★◆★◆★◆★◆★◆★◆★◆

沙門氏菌腸胃炎是最常見的細菌性腸胃炎。和病毒性腸胃炎的腹瀉不太一樣，沙門氏菌腸胃炎的腹瀉次數比較多，一天可達十幾次，但每次的量很少，可能只有一點點，也可能帶有黏液或血絲。

沙門氏菌腸胃炎的血絲比較散布，肛裂造成的血絲則會比較集中，略有不同。因為沙門氏菌腸胃炎的大便顏色大部分比較偏綠，像青苔色一樣，有人用「雪裡紅」來形容。

沙門氏菌腸胃炎雖然是細菌感染，但大多數的時候卻不必使用抗生素來治療，因為對輕症的人來説，使用抗生素反而可能會讓病程更加延長。倒是可以吃益生菌，以菌攻菌，減少腹瀉的次數以及縮短腹瀉的天數。

有些情況則要考慮使用抗生素，例如：三個月以下、發燒超過三天、抽血檢查發炎指數過高…等。另外也要小心沙門氏菌從腸道跑到其他地方，例如：血液、腦部或骨髓，這些也都要用抗生素治療。

預防的方法：

1. 一歲前用70℃的開水泡配方奶。
2. 處理生食熟食的工具要分開。
3. 不要讓小孩玩生雞蛋，尤其是玩了又吃手。

其他細菌性腸胃炎還有「曲狀桿菌」，特色是即使在不拉肚子之後，還是可能會有嚴重的腹痛，同樣的，只有較嚴重的病人，例如：出現高燒、血便、腹瀉次數過多，才需要使用抗生素。另外，還有一定要使用抗生素治療的志賀氏桿菌和腸道出血性大腸桿菌，還好近年來已經很少出現大流行。

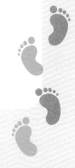

Part 10

破解嬰幼兒便秘

嬰幼兒的排便狀況，

也是不少爸媽們很在意的事，

怕寶寶太長時間沒有排便、

怕寶寶拉肚子…等，別緊張，

聽聽醫師怎麼說，

先做好功課就能心裡有個底。

62

飲食相關

★◆★◆★◆★◆★◆★◆★◆★◆★◆★◆★◆★◆★◆★◆★◆

吸收太好

　喝母乳的寶寶，出生前幾個禮拜可能會一天大便好幾次，但是到後來，純母乳的寶寶可能會變成好幾天才大便一次。爸爸媽媽常常覺得很困惑，一樣是喝母乳，為什麼會有這麼大的差別呢？

　我們可以從寶寶的吸收能力變好去解釋。一開始寶寶的吸收能力沒那麼好，喝的量如果超過可以吸收的範圍，很自然就會大出來。隨著寶寶的吸收能力越來越好，母乳如果接近完全吸收的話，就會變成好幾天才大便一次了。

　當然啦，背後可能還有很多其他因素。只要寶寶的體重有正常成長，純母乳寶寶七天才大一次便，或者喝配方奶的寶寶三天才大一次便，都是可以接受的範圍。如果真的很在意，可以試著多餵一點奶看看。

油脂不夠

剛開始吃副食品的時候，會給寶寶嘗試各種蔬菜泥，但是相對的，在油脂方面攝取的比例就會降低，這時候寶寶的大便可能會卡卡的。遇到這種情況，會建議在寶寶的副食品裡面，加一點橄欖油或是苦茶油，加個五滴都沒關係。

小孩在兩歲前的油脂攝取量，在飲食裡面所佔的比例，其實應該要比成人高，但是很多小孩的飲食反而像老人家一樣養生。油脂攝取太少，除了可能便秘之外，也不利於脂溶性維生素的吸收。

纖維不夠

如果小孩挑食，不愛吃蔬菜，就有可能因為纖維不夠而造成便秘，跟大人一樣。預防的辦法是，滿四個月開始吃副食品，讓寶寶盡早熟悉蔬菜的味道。也可以參考各種食譜，改變蔬菜的形式，轉個彎讓孩子接受。如果短期內難以改變孩子的飲食習慣，多吃各式各樣的水果（除了蘋果以外），也有助於正常排便。

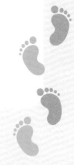

纖維太多也會便秘

有一種情況是吃太多蔬菜，大便太多反而塞車，或是大便太粗不好大，比較嚴重的可能造成肛門裂傷，因為疼痛更不敢大。這類便秘的特色是大便可能會有像手榴彈一樣的外觀，外表凹凹凸凸的，但整體組合很結實。這時候，如果適當減少蔬菜的量，反而可以讓小孩的排便更順暢。

水分不夠

喝水對排便有兩個影響。第一個影響是，如果水喝太少，大便會很乾，一顆一顆小小的，很像羊大便。第二個影響是，如果一次喝足夠的水，會把胃暫時撐大，啟動胃結腸反射，促進排便。

因為一歲前是以奶類為主食，所以便秘很少是因為水分不夠所引起，而且也不適合喝太多白開水去刺激排便。水分對排便來說，足夠就好，喝太多其實被人體吸收以後也是尿尿變多，並不是大便變多。除非配合軟便藥，才能把水分一路帶到腸道的最後，達到軟便的效果。

★◆★◆★◆★◆★◆★◆★◆★◆★◆★◆★◆★◆★◆★◆★◆★◆★◆★◆★

　　接近一歲左右，寶寶開始會因為各種因素而忍住大便，例如：貪玩。甚至不需要任何原因，忍住大便這件事情本身，對寶寶來說可能就是一個有趣好玩的遊戲或挑戰。

　　對寶寶來說，他感覺到的是「便意」，當大便被忍住而「便意」隨著時間消失時，寶寶可能就以為大便也變不見了。經驗上，一直要到三歲之後，小孩才比較懂得如果今天不把大便大出來，改天終究還是要大，而且可能更難大。

累積多天才上

　　有些比較大的小孩因為貪玩，捨不得把遊戲的時間用來大便，所以會忍住。等到過了好幾天終於忍不住時，才好不容易大出來。

　　像這樣的小孩，可以在早餐或晚餐之後，提醒他們要大便，或者規定他們一天當中有一段時間（約十分鐘）要坐在馬桶上，就算沒大出便來也不能去玩。

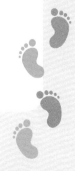

這種情況也常發生在出去玩好幾天的時候，因為環境和家裡不一樣，作息可能也不同，本來養成的規律突然被擾亂，所以要適時提醒。

用力憋便

常發生在一到三歲的小孩，因為用力憋便的表情和想要大便的表情一樣，很容易被家長誤以為是想大便卻大不出來。但其實還是可以從小孩的動作看出端倪，用力憋便常見的動作是雙腿夾緊、剪刀腳、站著上半身微向前傾或直接趴在沙發上、找個沒有人的地方躲起來…等。

不妨把小孩抱起來，握住小孩大腿並打開（像自然產產檯上的姿勢），有助於排便。但如果小孩想憋便時，這個動作他們會相當排斥、哭鬧抗拒，因為會害他們憋不住。

表達能力與大便

很多家長沒有察覺小孩憋便，是因為小孩的表達能力慢慢才進化。一開始小孩只會說「我想大便」，但這有可能是「我想大便，可是會痛，所以忍住」的意思。要完整表達憋便的這三個層次，一般要到三歲以上才有辦法。

就像很多還包著尿布的小孩，當他們跟你說我要尿尿的時候，可能已經早就尿完一陣子了。因此處理用力憋便的

問題時，除了「聽其言」，還要「觀其行」，才能知道小孩面臨的是什麼樣的問題，治療的方向才會正確。

打斷疼痛與大便的連結

對憋便的小孩來說，在治療上應避免會讓大便和疼痛產生連結的方式。例如：灌腸，雖然暫時讓大便出去了，但下次小孩可能會憋得更用力。例外的情況是當小孩腹痛，需要排除其他疾病時，先處理便秘看看腹痛有沒有改善，是合理的。

另外，也盡量避免促進腸蠕動的藥物，因為只是讓小孩花更大的力氣反抗而已。至於**把小孩抱起來打開大腿的姿勢，仍然會建議，是因為小孩雖然會抗拒，但當他大出來的時候，會覺得好像也沒有想像中的那麼痛**，慢慢也就不會抗拒了。

從憋不住到放棄憋便

治療上很重要的一個觀念，是對用力憋便的小孩來說，使用軟便藥的目的不只是要幫助他排便，而是要讓他「憋不住」，且在憋不住之後覺得大出來好像也沒那麼痛。觀念上的小小差異，會讓結果大大的不同。

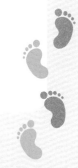

如果觀念上只是要幫助他排便，很多爸媽會在某一次大便大出來之後就停藥，但在停藥之後，又展開了另一次憋便的循環。「憋不住」的觀念是預防下次憋便，所以不是一有大便就停藥，而是要觀察小孩是否還有憋便的動作，等到憋便動作減少或變輕微時，再慢慢調整藥物。

很多爸媽會擔心軟便藥的副作用，其實軟便藥多半不會被人體吸收。因為軟便藥在設計上，如果要有效的話就要盡量不被人體吸收，才能帶著一定的水量在腸道運行，達到軟便的效果。簡單地說就是「有吃有效，沒吃沒效」，並不會像長期吃促進腸蠕動的藥一樣，如果突然停掉，腸子少了刺激反而變遲鈍。

便秘造成的滲便

滲便常常會被誤會是拉肚子。**滲便是因為太多硬便塞住腸子，只剩下水狀的糞便可以在夾縫中穿梭，當肚子不小心用力時，水狀的糞便就會漏出來。**可以把硬便想像成是海岸邊的消波塊，水便像是來回的浪花。

家長的抱怨是常常拉肚子，或是水便常常把褲子弄髒。如果醫生不清楚在滲便之前有便秘的病史，很可能會當成腹瀉來治療。一開始水便或許減少了，但形成更多硬便之後，反而更嚴重。

滲便常常跟憋便有關，如果主因是憋便，則治療上的原則和憋便是一樣的。如果滲便太嚴重，造成生活上的困擾，先灌腸徹底清除一次便便也是可以考慮的方式。

滿月前的滲便

還沒滿月的寶寶也常有滲便的困擾，但原因略有不同。

這時候通常還沒有硬便的問題，主要是餵奶後會有胃結腸反射，或是肚子稍微受到壓迫，水便就跑出來，造成大便次數過多，甚至高達十幾二十次。常常在剛換完新的尿布之後，就又發現尿布上有大便了。

治療上主要是看所造成尿布疹的嚴重度，如果破皮很嚴重，擦什麼藥都不會好，可以考慮在配方奶上做調整。如果屁股的皮膚還撐得住，只是大便次數過多，體重正常成長，那麼其實可以不用太緊張，這只是過渡時期的一種現象而已。

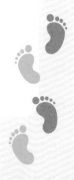

疾病相關

★◆★◆★◆★◆★◆★◆★◆★◆★◆★◆★◆★◆★◆★◆★◆★◆★◆

　　很多家長會懷疑小孩便秘是不是因為巨結腸症？其實典型的巨結腸症在一出生就會有排便上的問題，不會等到長大才突然便秘。可以先嘗試用軟便藥治療，如果治療有效，就不用想太多病理上的問題。

肛裂

　　硬便和粗便容易造成肛門裂傷，但其實水便也有可能。有的寶寶大便時，即使是水便也會像蕈狀雲一樣爆發而撐破肛門。肛裂最大的影響是痛，痛到下次不敢大便，很多小孩開始憋便，都可以追溯到某一次造成流血的肛裂。

　　治療上，主要是預防再次被撐開，讓肛裂有時間好好癒合。若是硬便粗便造成，就是給予軟便劑，否則肛裂、痛、憋便、大便更粗更硬，會惡性循環、越來越嚴重。

　　急性肛裂時，如果從症狀就能判斷，不一定要在第一次看診時就急著檢查，因為一來可能造成孩子的恐懼，二來是在檢查當中可能將癒合中的肛裂再度撐開。因此如果症狀很符合肛裂，會比較建議先治療，在第二次回診時再作檢查，看有無肛裂癒合的痕跡也一樣能診斷。

嬰兒肛周錐狀突

◆●◆●★◆●★◆●◆★◆●◆●◆●◆●◆●★◆●◆●◆●◆

　　很多寶寶在躺下時，在肛門的12點鐘方向，會有一塊小小的突起，叫做「嬰兒肛周錐狀突」。這在西方人較不常見，所以有特定的名稱，在國人很常見，可能太司空見慣，反而沒被取名字，常被叫做痔瘡或是瘜肉…等。

　　因為看過很多便秘的小孩，所以發現這個小突起就像是便秘的警示燈一樣。當便秘嚴重的時候可能會充血，呈現藍紫色，當便秘改善時，也會跟著變小，不過不會完全不見。於是幫它取了中文名字「嬰兒肛周錐狀突」，如果上網查，第一筆資料可能就是筆者的文章喔！

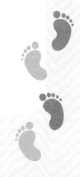

葉勝雄醫師的育兒發燒經

從哺育照護到小兒疾病，人氣小兒科醫師的育兒解答

作者 —————————— 葉勝雄
主編 —————————— 蕭歆儀
插畫 —————————— 日光路
封面人物攝影 ————— 貝殼放大／吳秉澤
特約美編 ————————— 關雅云、megu
印務 —————————— 黃禮賢、李孟儒

出版總監 ————————— 黃文慧
副總編 —————————— 梁淑玲、林麗文
主編 —————————— 蕭歆儀、黃佳燕、賴秉薇
行銷企劃 ————————— 陳詩婷、王姵文

社長 —————————— 郭重興
發行人兼出版總監 ——— 曾大福

出版 —————————— 幸福文化
地址 —————————— 231 新北市新店區民權路 108-1 號 8 樓
粉絲團 —————————— https://www.facebook.com/Happyhappybooks/
電話 —————————— （02）2218-1417
傳真 —————————— （02）2218-8057

發行 —————————— 遠足文化事業股份有限公司
地址 —————————— 231 新北市新店區民權路 108-2 號 9 樓
電話 —————————— （02）2218-1417
傳真 —————————— （02）2218-1142
電郵 —————————— service@bookrep.com.tw
郵撥帳號 ————————— 19504465
客服電話 ————————— 0800-221-029
網址 —————————— www.bookrep.com.tw
法律顧問 ————————— 華洋法律事務所 蘇文生律師

印製 —————————— 凱林彩印股份有限公司
地址 —————————— 114 台北市內湖區安康路 106 巷 59 號
電話 —————————— （02）2794-5797

初版一刷　西元 2018 年 11 月
Printed in Taiwan

有著作權　侵犯必究

國家圖書館出版品預行編目(CIP)資料

葉勝雄醫師的育兒發燒經：從哺育照護到小兒疾病，
人氣小兒科醫師的育兒解答 / 葉勝雄著. - 初版. - 新
北市：幸福文化出版：遠足文化發行, 2018.11
　　面；　公分
ISBN 978-986-96869-4-5[平裝]
1.小兒科 2.育兒

417.5   107016998